Bauchtanz-Kalender
Geschichten

**Bauchtanz-Kalender
Geschichten**

Der Kalender enthält alle Geschichten des Bauchtanz-Taschenkalender Projekts aus den Jahren 2002 - 2004

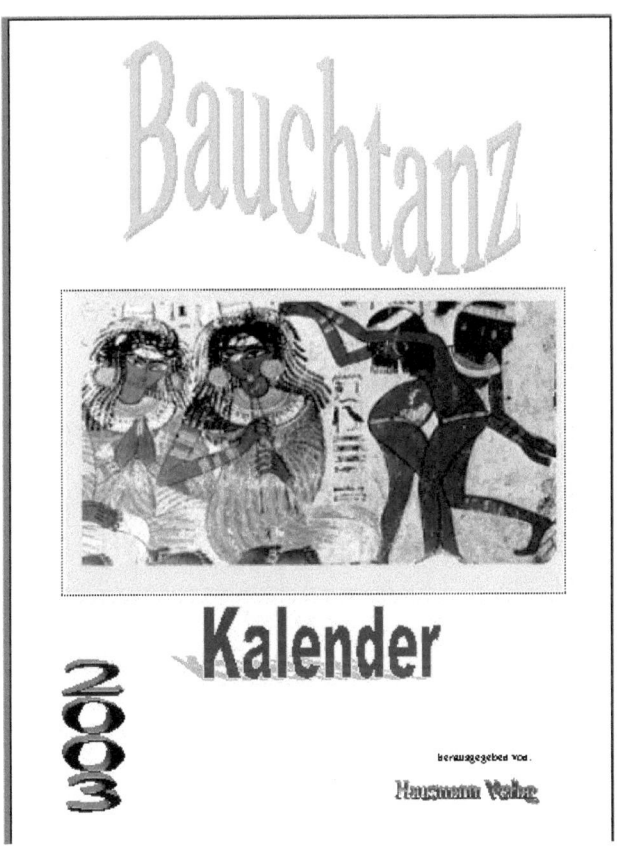

4

ISBN 9783739213217

Herstellung und Verlag: B o D - Books on Demand,
Norderstedt
Fotos: mit freundlicher Genehmigung der Mitwirkenden
Herausgeber: Christiane Hausmann
www.hausmannverlag.de

Autorinnen: Heike Ch. Pescara, Bambi Sahab Held, Marion
Canders, Bianca Fleischer, Helena Lehmann, Petra Schröer,
Alev Seidenberg, Eva Schlenke-Gall, Ánatha Hahnemann,
Irmgard Gunkel, Cornelia Linder, Claudia Specht, Carmen
Stutzki, Shakti Morgane

5

Inhalt

Vorwort

Bauchtanz oder 'Orientalischer Tanz' ist ein seit den ca. 79er Jahren des letzten Jahrhunderts auch in Deutschland bekannt gewordener Frauentanz. Ursprünglich aus dem Orient kommend, ist der Tanz aufgrund der orientalischen Musik entsprechend fremd für westliche Sinne und hat bis heute den Reiz des Exotischen behalten. Ein wahrer Bauchtanzboom entfaltete sich in den 80er und Anfang der 90er Jahre in einigen gesellschaftlichen Nischen, jedoch weitgehend ignoriert von der Bevölkerungsmehrheit. Mit Feminismus und Gesundheitsbewegung einhergehend, etablierten sich Tanzstudios und Volkshochschulkurse, um den Orientalischen Tanz für jede Frau erlernbar zu machen.

Es hatte sich inzwischen herumgesprochen wie gesundheitsfördernd die Bewegungen für den weiblichen Körper sind, wenngleich die Aura des Rotlicht-Milieus dem Tanz ebenfalls anhaftet, was ihn bis heute daran hindert, als darstellende Kunst anerkannt zu sein.

Nichts desto trotz oder auch gerade deswegen, hat der Tanz für diejenigen, die ihm verfallen sind, ein starkes 'Suchtpotenzial'. Gerade die durch die orientalischen Rhythmen transportierte, dem Orientalischen Tanz innewohnende Fähigkeit der Generierung von Freude bei den Praktizierenden, macht ihn auch für die seelische Gesundheit sehr wertvoll. 'Ekstatisch tanzen' bedeutet eine Befreiung von Druck, ein zeitweises Hinausgehen aus den täglich auf einem lastenden Zwängen.

In dem Buch 'Orientalischer Tanz und Ekstase' von Shakti Morgane wird diese esoterische Dimension untersucht und mit der Entstehungsgeschichte des Tanzes verbunden. Ebenso werden die einzelnen Grundbewegungen vorgestellt und Anregungen gegeben, wie man mit ihnen experimentieren kann, um davon für die persönliche Entwicklung zu profitieren.

Die folgenden Geschichten und Artikel sind dem Bauchtanz-Kalenderprojekt der Jahre 2002 – 2004, drei von mir herausgegebene Taschenkalender für Tänzerinnen, entnommen. Sie geben einen Eindruck von der damaligen Bauchtanzszene in Deutschland. Deshalb will ich sie hier dem Vergessen entreißen und noch einmal gesammelt vorstellen.
Christiane Hausmann

Zina

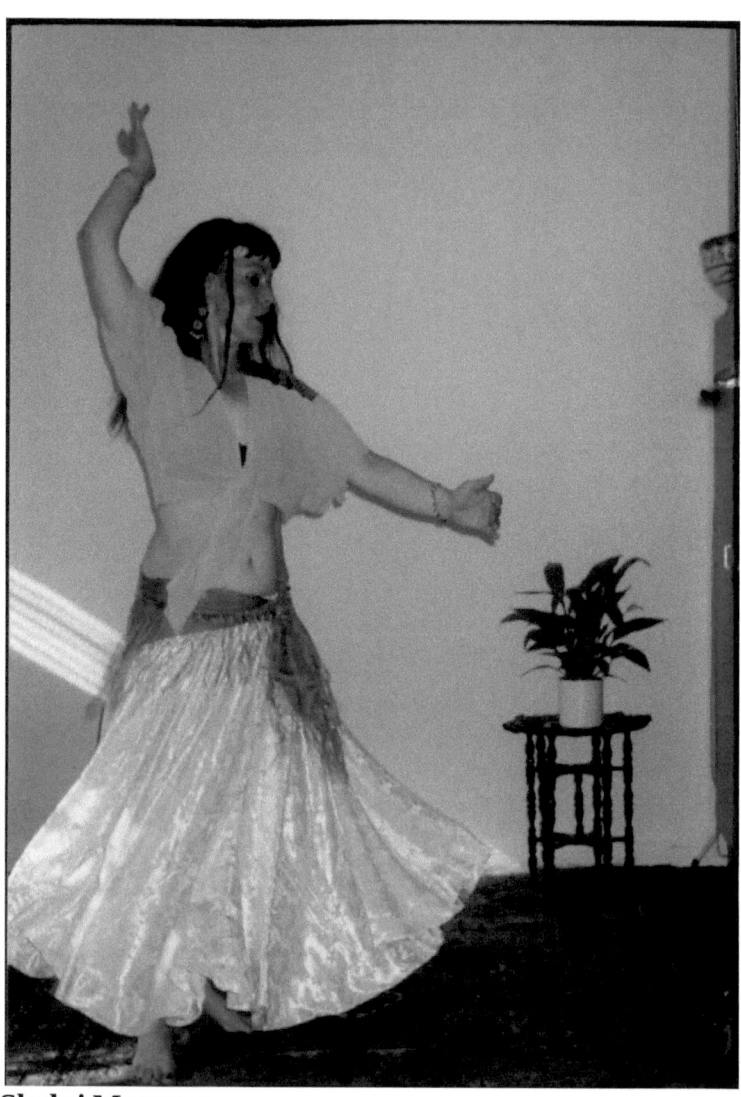

Shakti Morgane

9

Liebe Leserinnen, liebe Leser,

für mich und für viele andere „hoffnungslos romantische" Frauen ist der Orientalische Tanz eine Quelle unerschöpflicher Lebensenergie. Mit dem Tanz gelingt es mir immer wieder, das triste Grau des Alltags in die Regenbogenfarbe der Vision zu verwandeln. Dann muss ich meine Träume nur noch einfangen gehen. – Sehen Sie sich das Foto an. Können Sie erkennen, dass ich gerade meine Energien lenke? Wenn Sie einmal entdeckt haben wie der Tanz Ihnen hilft, die Bürde abzulegen und Ihren Weg unbeschwert zu gehen, kommen Sie nie wieder davon los. Der Orientalische Tanz hat viele Facetten und eine lange Tradition und Geschichte. Einige Geschichten von Frauen, die den Tanz lieben, sind hier aufgeschrieben. Besinnen Sie sich auf sich selbst und schreiben Sie Ihre eigene Geschichte. Werden Sie sich Ihrer Energien bewusst. Benutzen Sie den Kalender als Tagebuch und schreiben Sie täglich Ihre Gefühle auf. Geben Sie allen Ihren Gefühlen einen Namen, besonders den negativen und fragen Sie Ihre Gefühle woher sie kommen. Tanzen Sie und schicken Sie die Gefühle dahin zurück.

Nichts bleibt wie es ist. Jedes Jahr mit seinen wechselnden Jahreszeiten erinnert uns daran. Die Natur lehrt uns aber auch, dass das Leben einfach Veränderung auf ein neues Gleichgewicht hin ist. Bei einer Achterbahnfahrt der Veränderungen in unserem Leben kann es jedoch passieren, dass wir unser Gleichgewicht verlieren. Da hilft dann oft nur die richtige Entscheidung. Aber wie kann man sie finden? – Im alten Ägypten versuchte man im Entscheidungsfall ‚Maat' zu verwirklichen, das heißt, die körperlichen mit den geistigen Kräften zu verbinden indem man tanzte, um sich auf den Weg des Herzens zu begeben; der einzige Weg, auf dem die Reise angenehm und voller Freude ist. Allen, die tanzen, hilft dabei das Einfühlen in die Bewegungen, die schwer fallen, zu den Klängen der orientalischen Musik, solange bis die im Verlauf

der Jahre immer wieder anwachsende Steifheit einer neuen Beweglichkeit weicht.
Shakti Morgane

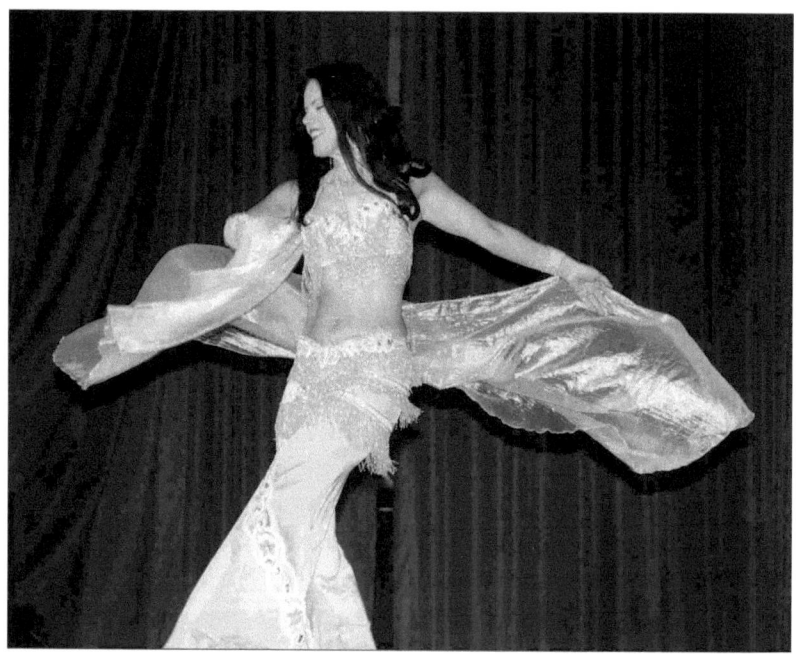

Anatha

Orientalischer Tanz in der Geschichte und Heute

Der Ursprung von Tanz ganz allgemein liegt im Magisch-religiösen. Für die Menschen zu Beginn der Geschichte entwickelte sich Religion aus dem Bedürfnis, die Naturereignisse, die nicht in ihrer Macht lagen, zu beeinflussen und für sich günstig zu stimmen. Jede Kunst ist entsprungen aus dem Wunsch, religiöse Inhalte darzustellen, z.B. Malerei, Bildhauerei, Baukunst, Gesang. Manche Forscher sprechen davon, dass Bewegung älter ist als die differenzierte Sprache, deshalb wird davon ausgegangen, dass Tanz eine der ältesten Künste ist. Es gibt eine stilisierte Frauenfigur mit erhobenen Armen aus der Zeit etwa 4000 v. Chr., die als Tänzerin gedeutet wird.

Damals gab es keine Trennung von Tanzenden und Zuschauern, die Gemeinschaft der Menschen tanzte, um Regen, Sonne, Ernte oder eine gute Jagd zu bekommen, die Fruchtbarkeit von Erde und Menschen war von zentraler Bedeutung. Diese erste Phase kann als Kulttanz bezeichnet werden. Und überall auf der Welt lassen sich in früheren Zeiten und auch noch heute Tänze mit Bauch- und Beckenbewegungen nachweisen oder vermuten. Es wurde bei Fruchbarkeitszeremonien getanzt, wobei in nachahmenden Bewegungen der Vorgang von Zeugung und Geburt dargestellt wurde.

Der nächste Schritt im Tanz ist der Tempeltanz. Es gab auserwählte Menschen, die tanzen und andere, die zuschauen oder ausgeschlossen sind. Der sakrale Zusammenhang bleibt jedoch bestehen, denn das Hauptmerkmal des Tanzes ist kultisch-religiös. Danach entwickelte sich zusammen mit dem Privateigentum der Schautanz. Es wurde zum Vergnügen getanzt. Jemand ließ tanzen und bezahlte dafür, schon im pharaonischen Ägypten. Das wichtigste Attribut des Tanzes ist jetzt seine sinnlich-erotische Färbung.

Erst durch die Ausbreitung von Christentum und Islam wurden Körperlichkeit und Sexualität tabuisiert, und der Tanz seiner sakralen Funktion beraubt. Dasselbe ist übrigens mit dem indischen Tanz geschehen; erst in den letzten Jahrzehnten hat er seine Bedeutung als religiöser Tanz wiedererlangt.

Ägyptische Geschichte

Das alte Reich umfaßt die Zeit von 2780 v. Chr. bis 2280 v.Chr. Es gibt professionelle TänzerInnen. Getanzt wird z.B. bei Prozessionen zu Ehren der Göttin Hathor oder bei Begräbnissen; diese Tänze waren streng und würdevoll. Aber auch zu jedem Gastmahl gehören Tanz, Gesang und Musik. Sehr häufig waren Berufstänzer und -tänzerinnen Pygmäen aus Schwarzafrika. Als Tanzkünstler hatten sie ein sehr hohes Ansehen bei den Ägyptern. Weiter gab es akrobatische Tänze, als Sportart, dazu Jagdtänze und erzählende Tänze.

Im mittleren Reich (ca. 1900 v. Chr.) wurden Ausländerinnen aus Asien und Afrika als Tänzerinnen geholt, die den Tanz beeinflussten. Die Bewegungen konzentrieren sich nicht wie bisher auf das Becken und die Füße (afrikanisch), sondern hinzu kamen Bewegungen von Oberkörper, Armen und Händen.

Im neuen Reich (1567 - 1085 v. Chr.) veränderte sich der Tanz vom Rituell-religiösen zum Sinnlich-künstlerischen, der weiblich-fließende Stil entsteht. Besonders um 1400 v. Chr. hat der Tanz große Bedeutung. Durch die Symbiose von afrikanischen und asiatischen Elementen wird der Grundstein für den orientalischen Tanz gelegt. Die Sinnlichkeit des Tanzes wird durch transparente Gazeschleier und durchsichtige Gewänder hervorgehoben. Die Tänzerinnen haben aber oft außer einem Schmuckgürtel keine Kleidung getragen. Das neue Reich war übrigens geprägt durch die Gleichstellung von Mann und Frau. Frauen bot sich ein reges gesellschaftliches Leben außer Haus.

Mit dem Erstarken von Islam und Christentum wird die Frau ans Haus gebunden, ihr wurden ihre gesellschaftlichen Rechte genommen, Sexualität wurde nur als Mittel zur Fortpflanzung erlaubt. Tanz galt als etwas Sexuelles und war damit öffentlich nicht erlaubt.

Trotzdem wurde weiterhin getanzt, vor allem bei den Beduinen und Zigeunern. Beide Volksschichten hatten mehr Freiheiten als die seßhaften Araber und hatten eine eigene Tradition, z.B. haben sich die Frauen nicht verschleiert und waren freier.

Auch im Harem (die Zeit der mamelukischen Herrscher ca. 1250 nach Chr.) wird getanzt. Tänzerische Einflüsse aus vielen Ländern kommen hinzu. Die Frauen werden in Tanz, Gesang und Musik ausgebildet. Mit den Osmanen (ca. 1520) findet der Tanz auch seinen Weg in den türkischen Harem. Die Frauen tanzen einerseits für den Herrn des Hauses und für seine Gäste, aber auch füreinander und miteinander.

Dieses Miteinandertanzen der Frauen im Haus hat sich bis heute in der Türkei und im Orient erhalten.

Orientalischer Tanz in der neuen Zeit

1834 wurden die ägyptischen Zigeunerinnen (die Ghawazi) von Mohammed Ali aus Alexandria und Kairo verbannt, da der Tanz angeblich gegen den Islam verstößt. Die Tänzerinnen begeben sich in den Süden nach Luxor. 1866 wird das Verbot wieder aufgehoben. Die Ghawazi traten auf der Straße, auf den Marktplätzen auf. Innerhalb des Harems gab es die Almeh, die Awalim (Plural) waren gelehrte Frauen, die umfassend in Musik, Tanz und Lyrik ausgebildet waren und in der Gesellschaft eine gutes Ansehen hatten. Der moderne Tanzstil entwickelte sich in den späten 30er und Anfang der 40er Jahre des letzten Jahrhunderts (ca. 1940). Es gab viele Russen in Kairo, sie unterrichteten u.a. Ballett, und es wurden Bewegungen aus dem Ballett in den Orientalischen Tanz aufgenommen. Es wurde in den Nachtclubs getanzt, wo viel

Platz vorhanden war und so kamen Schrittkombinationen und raumgreifende Schritte dazu. Vorher wurde nur am Platz getanzt. In den Nachtclubs gab es immer einen Tisch für den König, auch wenn er nicht anwesend war. Die Tänzerin tanzte für den König und war dadurch etwas Besonderes.

In dieser Zeit begann man mit den Filmen, in denen Tänzerinnen auftraten. Als Vorbilder dienten amerikanische Musicals; auch dadurch veränderte sich der Stil des Tanzes.

Der Folkloretanz wird seit 1959 in Ägypten gepflegt. Mahmoud Reda gründete das Staatliche Folklore Ensemble Ägypten. Er studierte im ganzen Land die Folkloretänze, die Musik wurde aufgenommen, die Kostüme festgehalten und dann wurden die Tänze für die Bühne bearbeitet, z.B. wurde die Musik für zusätzliche Instrumente komponiert, oder die Kostüme wurden "aufgepeppt". Später gab es dann viele weitere Folkloregruppen, und der Tanz wurde öffentlich anerkannter.

Tänzerinnen, aber auch Musiker und Sänger bilden heute immer noch eine Randgruppe, aber ohne sie will man nicht leben. Es gibt keine Hochzeit oder Beschneidung ohne Tanz. In Ägypten hören die Frauen mit dem öffentlichen Tanzen auf, wenn sie heiraten. Es wird als Schande angesehen, wenn die Frau auftritt. Es gibt ein paar berühmte Stars, die mehr Freiheiten haben, und nicht so reglementiert leben. Die berühmte Suher Saki z. B. war verheiratet und hat eine Pilgerreise nach Mekka gemacht, da sie keine Kinder bekam. Danach ist sie schwanger geworden und hat einen Jungen bekommen. Auch nach der Geburt ist sie noch aufgetreten bis sie Anfang 50 war.

Es gibt einen Kodex, der vom Staat streng kontrolliert wird:
- die Tänzerin muss eine Erlaubnis haben, wenn sie auf der Bühne auftritt, z.B. in den großen Hotels und Clubs,
- sie darf nicht bauchfrei tanzen, daher die Bauchnetze der Tänzerinnen,

- sie darf nicht mit den Gästen trinken,
- das Geld wird über dem Kopf fallen gelassen, und jemand sammelt es auf; es wird kein Geld ins Kostüm gesteckt.

In der Türkei ist der Ruf der Tänzerinnen und des Tanzes schlechter als in Ägypten. Der Tanz in der Türkei soll animieren und nicht nur unterhalten und wird häufig in Lokalen gezeigt, in denen nur Männer sind. Das Kostüm ist knapper, und das Geld wird ins Kostüm gesteckt.

Das Spektrum des orientalischen Tanzes liegt zwischen ordinärer, sexueller Anmache bis hin zu einer erotischen Kunstform, die höchste Ansprüche an die Tanzende stellt. Mit diesem Spagat, der auch in den Köpfen der östlichen und westlichen Menschen stattfindet, leben und tanzen wir heutigen Tänzerinnen. Aber immer mehr Menschen schätzen das wirkliche Können und lernen zu unterscheiden.
Ánatha

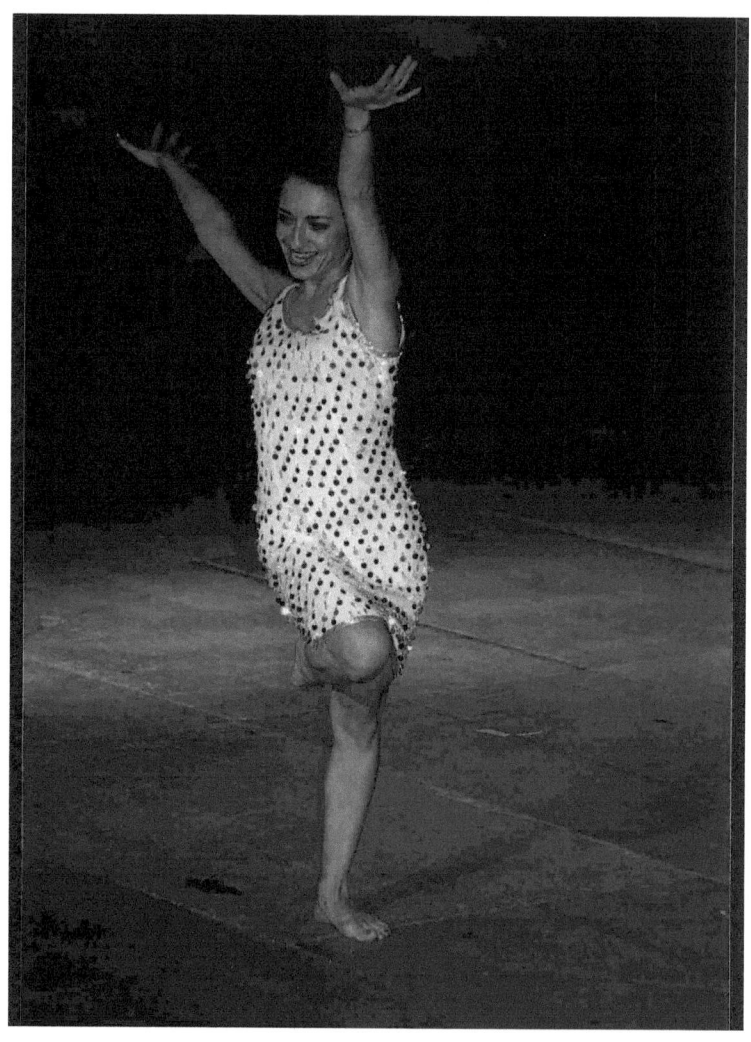

Alev (Foto: Uschi Dittmann)

Konkurrenz-Verhalten

Konkurrenz – ein Wort, das bei vielen ein Unwohlsein verursacht, bei dem die meisten Kaktusstacheln bekommen, das bei einigen sogar existentielle Angst hervorruft. Ein Wort mit negativen Eigenschaften also?

Was ist Konkurrenz?
Konkurrenz bedeutet Rivalität und Wettbewerb – zwei Voraussetzungen, für das Vorhandensein unserer freien Marktwirtschaft – also wirtschaftlich durchaus positiv zu beurteilen. Konkurrenz bewirkt eine Qualitätsverbesserung, dies treibt den Handel an und dies führt zur Steigerung des Bruttosozialproduktes.
Na super, dann müsste ich mich doch über jede einzelne Tänzerin, die sich in der freien Marktwirtschaft herumtummelt freuen und denken, dass ich dadurch auch reicher werde, weil ich sie als Konkurrentin gewonnen habe. Wir müssten uns alle zusammen an den Händen fassen und laut Hurra rufen, weil wir alle in Konkurrenz zueinander stehen.

Doch wie sieht die Realität aus?
Anstatt sich über Zuwachs in der Branche zu freuen, sind wir skeptisch über die Qualität, die auf dem Markt neu angeboten wird. Wir empfinden Missgunst und Neid gegenüber dem fremden Profit, denn deren Gewinn ist unser Verlust.
Am allerschlimmsten ist es, wenn die Konkurrenz sich in unserer Nähe und vielleicht sogar in der Nachbarschaft eingenistet hat, Neid, Eifersucht und Bosheit spiegeln sich in unserem Verhalten und Denken wider. Ist die Konkurrenz auch noch eine ehemalige Schülerin, die uns zeigen will, wie man es besser machen kann, geht die Bombe erst richtig los. Viele entwickeln eine Ellenbogenstrategie und ziehen in den Kampf mit Waffen.

Konkurrierende Prospekte und Plakate, die man in diversen Aushängen entdeckt, werden heimlich entfernt, den Schülerinnen wird mitgeteilt, dass sie nichts in fremden Tanzstudios zu suchen hätten, Gastdozenten teilt man mit, dass sie entweder da oder hier Geschäfte machen dürfen, bei öffentlichen Auftritten der Konkurrenz verteilt man heimlich die eigenen Prospekte unter den Zuschauern und bei deren Shows reserviert man sich unter einem anderen Namen die Eintrittskarten und schickt eine andere Person, um diese zu kaufen, damit man unerkannt hereinkommt. Frühere Beziehungen zueinander werden verleugnet. Da heißt es dann auf einmal: Nein ich habe nie bei dieser Lehrerin Unterricht genommen, oder ich habe sie ausgebildet und jetzt will sie es nicht zugeben ... . Die meisten von uns könnten Bücher über dieses Thema schreiben.

Dieser Kampf, den man beginnt, ist hart und nervenaufreibend. Es kostet uns unnötige Energie. Wird dieser Kampf auch noch in der Öffentlichkeit breit ausgetragen, wirken wir unseriös und wohlmöglich verlieren wir dadurch Kundschaft.

Aber wie sonst sollen wir unsere Existenz, die wir uns so mühselig aufgebaut haben, weiter aufrechterhalten? Was gibt es sonst für Alternativen, uns vor dieser destruktiven Konkurrenz zu schützen?

Gerade in unserer Branche haben wir, meiner Meinung nach, eine Alternative, die dazu führen kann, das wir kollegial, offen und freundlich miteinander umgehen. Und gerade diese Alternative setzt voraus, dass die Konkurrenz in direkter Nähe zu einem steht.
Der Orientalische Tanz kommt wie schon der Name sagt, aus dem Orient. Dort wird auch viel und gerne Handel betrieben. Dies kann man in den Basaren tagtäglich beobachten. Ein

Charakterzug des orientalischen Basars besteht darin, das alle Händler, die den gleichen Handel betreiben, sich immer in einem bestimmten Viertel des Basars einnisten. Das heißt also, der Basar hat sein Fischer-, Goldhändler-, Textilhändler-Viertel und ein Viertel, in dem die Teegärten und Restaurants sind. So wird der Basar übersichtlich, was für den Käufer sehr angenehm ist. Er kann sich zielstrebig zu dem Händlerviertel begeben und hat alle Angebote an einem Ort. So spart er sich viel Fußweg von einem Händler zum nächsten und das Vergleichen der Preise wird dadurch leichter. Oft beobachtet man in diesen Vierteln, wie diese Händler, die gerade nichts zu tun haben, gemeinsam vor ihren Geschäften sitzen und Tee miteinander trinken und sich unterhalten. Wie geht man hier wohl mit Konkurrenz um? Ein Beispiel, was mich sehr in meinem Konkurrenzdenken geprägt hatte, und was ich dort sehr oft erlebt habe und immer noch erlebe war folgendes:
Ich wollte Gold kaufen und ging zu dem Viertel. Die Händler saßen oder standen vor ihren Geschäften und jeder bat mich, doch in sein Geschäft hereinzukommen. Ich ging in irgendeines herein und sah mir die Armreifen an. Die Auswahl war sehr groß und ausgerechnet der Armreif, der mir gefiel, passte nicht um mein Handgelenk. Also zog der Verkäufer mit dem Armreif zu seinem Nachbarn und kam mit der passenden Größe wieder. Für ihn war das kein Problem, dass ich den Armreif seines Nachbarn bei ihm kaufte. Es gehört eben zur orientalischen Mentalität, dass der Kunde König ist, auch wenn er nicht die eigene Ware kauft.
Seitdem ist sein Geschäft auch das erste, zu dem ich gehe, wenn ich wieder einmal Gold einkaufe. Und nicht nur das: Ich schicke auch Freunde und Verwandte zu ihm.

Ich selber als Tänzerin, Lehrerin und Chefin eines Studios, kann mich auch nicht von Neid, Missgunst und Eifersucht freisprechen. Diese Gefühle gehören natürlicherweise zu einem

Menschen, jedoch habe ich in meiner beruflichen Laufbahn erlebt, dass ich durch Akzeptanz meiner Konkurrenz und durch gezielte Zusammenarbeit mehr Erfolge verbuche, als Einbußen. Es fängt an bei dem gegenseitigen Austausch von Erfahrungen, die man in seinem Beruf macht und hört auf bei der gemeinsamen Organisation und Planung von Workshops, Projekten und Shows.

Einige meiner Schülerinnen nehmen auch bei anderen Tänzerinnen Unterricht oder gehen ganz zu ihnen oder sind von der Konkurrenz zu mir gewechselt. Trotzdem pflegen meine Kolleginnen und ich guten Kontakt zueinander und beraten uns sogar manchmal gegenseitig, wie etwas besser funktionieren könnte. Hinzu kommt, dass meine Schülerinnen von dieser Zusammenarbeit mit meinen Kolleginnen profitieren. Mein Ausbildungsangebot an sie wird dadurch reichhaltiger und sie kommen nicht in den Druck mir verheimlichen zu müssen, dass sie auch hier und dort an Workshops und Unterrichtsangeboten teilnehmen.

Ich habe die Erfahrung gemacht, dass dies der erfolgreichere Weg ist.

Alev

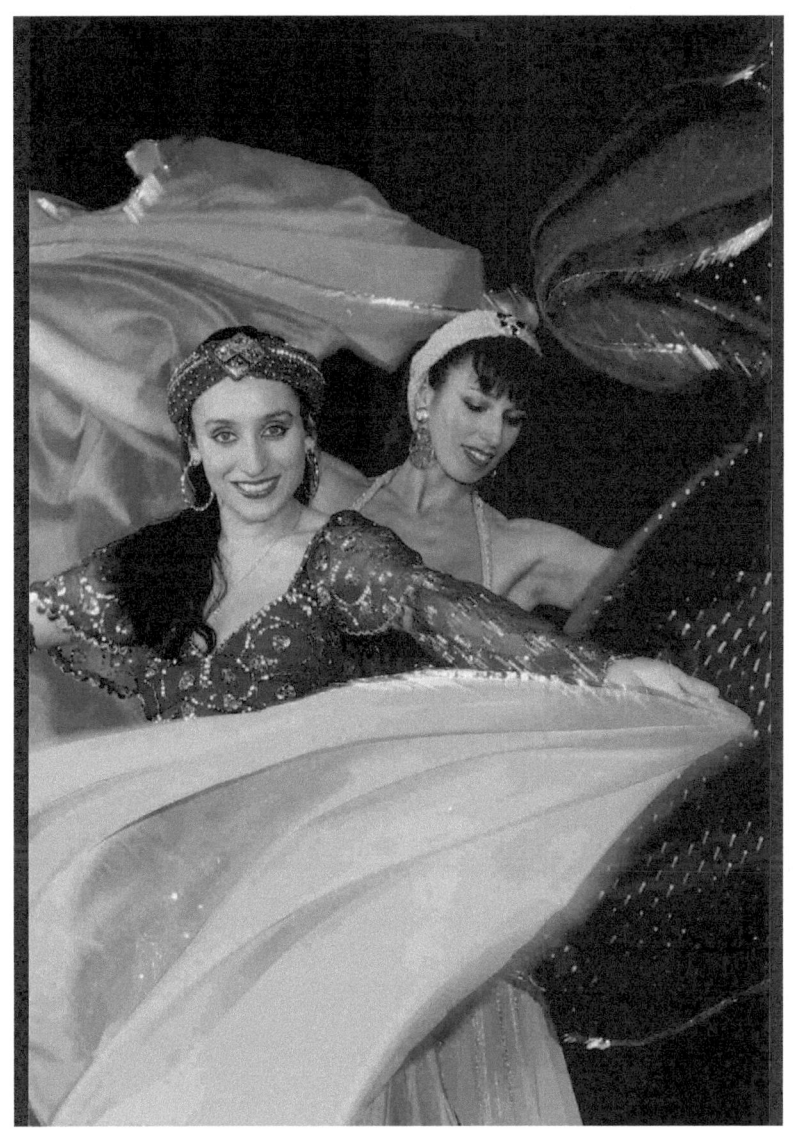

Alitza & Samra

Pleiten, Pech und Pannen

Vor 10 Jahren startete das Duo mit seinen innovativen und humorvollen Tanzproduktionen: Zauberspiegel; Das Spiel mit dem Schleier; Die Geschichte von dem verbotenen Teich; h'rim – Eintritt verboten!? – sind ihre wichtigsten Tanzstücke. Bei so vielen Aktivitäten gibt es natürlich auch einige Pleiten, Pech und Pannen...

Tanz der Schlange
Mystisch und geheimnisvoll ist Samra's Solo. In der Garderobe aber, wie immer Hektik, schnell noch die passenden Ohrringe und ab auf die Bühne! Die Spannung wird aufgebaut, weiche Wellenbewegungen – plötzlich springt ein bekannter Zuschauer aus der 1. Reihe auf die Bühne und fasst an das „Hinterteil" der Schlange: dort prangte dick und fett eine große Haarbürste, die sich im Paillettenstoff verfangen hatte.

Sehr oft passieren Pannen während der ernsten Tänze, so zum Beispiel bei einem dramatischen Säbelduo.
Die Bühne in violettes dunkel gehüllt, beide Tänzerinnen in Schwarz-Silber, jede mit Säbel an der Hüfte bewaffnet. Gleich ist es soweit, synchron und sehr dramatisch sollte er aus seiner Hülle gezogen werden und drohend im Licht aufblinken, aber was war das!? Alitza's Vater, vor ein paar Tagen aus Griechenland eingereist, hatte sich mit der Leidenschaft eines Handwerkers der desolaten Säbelscheide angenommen und sie so richtig gut repariert. Endlich hielt sie wieder – und wie sie hielt!!! Weder mit einer, noch mit zwei Händen ließ sich der Säbel herausziehen. Samra, die das Unglück traf, erntete schon die ersten Lacher aus dem Publikum. Unfreiwillige Komik nennt man das!

Auch Kopfbedeckungen sind eine gute Quelle für unfreiwilliges Amüsement: Samra's Hexenperücke, schrill in blond und pink, vor allem aber frisch gewaschen und leider eingelaufen, sorgte für kaum zu unterdrückende Heiterkeit, als sie immer wieder nach oben wegrutschte und im Tanz wie ein zerzaustes Hühnernest ganz oben auf dem Kopf thronte.

Eine andere unfallträchtige „Kopfbedeckung" ist der Leuchter, besonders wenn man so ein schräges, wackeliges Teil hatte, wie Alitza, damals (die neueren sind nun auch alle besser!).
Jedenfalls machte er Alitza das Leben nicht leichter, wenn er auf halb Acht hing, schon fast über ein Auge gerutscht. Es sah zum Schreien komisch aus, vor allem für Samra, die nun ernst bleiben musste.

Utensilien insgesamt bieten eine schier unerschöpfliche Möglichkeit von Pannen, so wie in folgender Geschichte:
Samra's Hexentanz nähert sich dem Ende, Alitza sollte mit dem Säbel zum dramatischen Finale – Kampf mit Säbel und Besen dazukommen. Aber wo ist der Säbel?!
Alitza stürzt panisch in Richtung Bühne, nimmt mit Samra Blickkontakt auf, wild gestikulierend gibt sie zu verstehen: „Wo ist der Säbel? ????" Worauf sie wieder in der Tiefe der Garderobe verschwindet. Samra sieht nur mehr das Hinterteil, als Alitza auf allen Vieren in der Garderobe herumkroch. Wildes Poltern dröhnte bis in den Zuschauerraum, als Stühle, Wasserkästen und Tische umfielen.
Der Säbel indes wartete brav und still, durch einen kleinen Mauervorsprung verdeckt, am Rande der Bühne auf seinen Einsatz. Das alles entging Alitza, die auf eine mittlere Nervenkrise zusteuerte!
Alitza & Samra

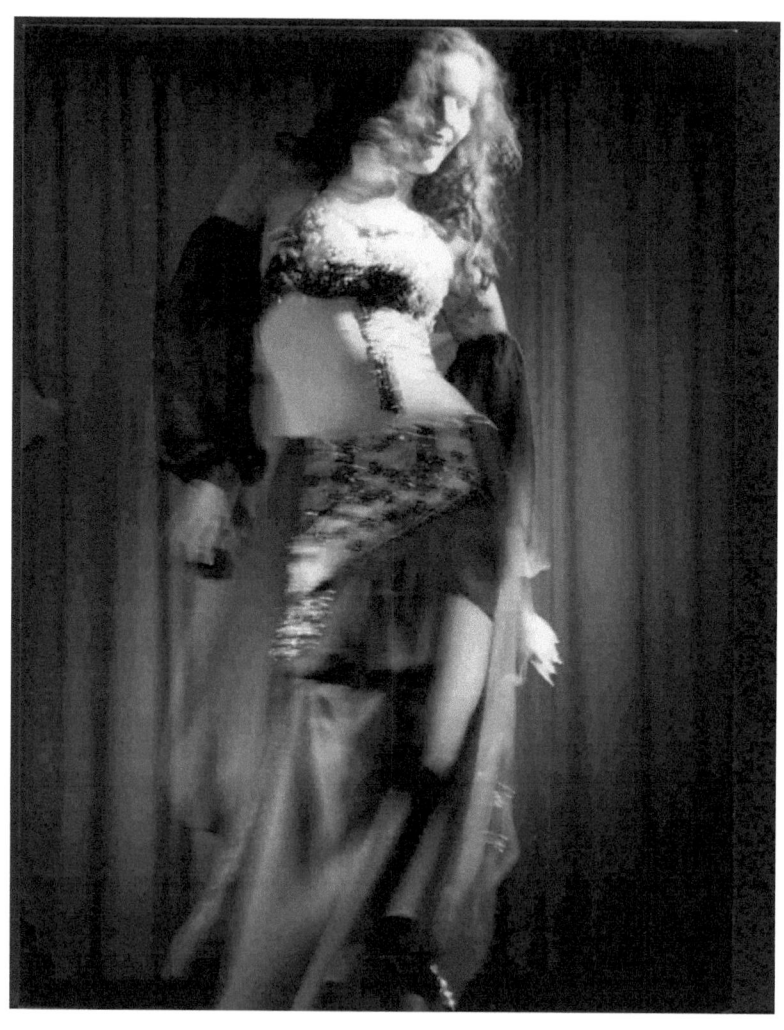

Bambi Sahab

Das Taqasim

Als Taqasim (andere Schreibweisen: Taqsim, Takasim, Taksim, Taxim) bezeichnen wir die Soloimprovisation eines einzelnen Melodie-Instrumentes, wie z.B.

Oud (Kurzhalslaute)
Qanun (Zither)
Nai (Längsflöte)
Rababa (Violine)
Accordeon

Das arabische Wort Taqasim leitet sich vom Verb qasama ab, welches zerstückeln, zerlegen, einordnen, klassifizieren bedeutet. Das Taqasim ist eine sehr freie Musikform, welche es dem/der MusikerIn erlaubt, seine/ihre Virtuosität zu beweisen und viel Raum für Gefühl und Individualität lässt.
Und dies gilt auch für TänzerInnen, die ein Taqasim interpretieren möchten!!!

In einer klassischen Tanzroutine können durchaus mehrere Taqasim vorkommen, manchmal unterlegt durch rhythmische Begleitung, wobei hierbei der Rhythmus Chiftitelli verwendet wird.

Beim Tanz zum Taqasim sollte die Aufmerksamkeit nach innen gerichtet werden und im Idealfall erreicht man einen Zustand der Selbstversunkenheit und Hingabe.
Die Bewegungen werden meist am Platz getanzt, bleiben binnenkörperlich und demonstrieren Isolationsfähigkeit und Geschmeidigkeit.

An Bewegungen eignen sich z.B.:

Hüftbewegungen wie Kreise, Achten, Wellen, Gush, Maya, alle auch in Kombination mit dem Basis-Shimmie, auch einseitige Hüftbewegungen wirken gut, z.b. einseitige Hüftkreise, Oberkörperbewegungen, z.B. Kreise, Achten, Wellen, schöne, weiche Arm- und Handbewegungen wie Schlangenarme, Schulterkreise, Handwellen etc.. Höhenverlagerungen, z.B. wenn wir mit hingebungsvollen Hüftachten immer tiefer in die Knie sinken, evtl. auch Elemente des Bodentanzes

Noch ein Tipp: Hingabe und Selbstversunkenheit lassen sich auch gut über die Kopfhaltung ausdrücken, z.B. Kopf in den Nacken legen oder zur Seite neigen. Wenn wir dabei die Augen schließen, können wir die Wirkung auf die Zuschauer und auf uns selbst noch steigern!

Khaligi (Saudi)

Der Khaligi (sprich: Chalidji oder im ägyptischen Arabisch Khaligi) wird öfter auch als „Golftanz" oder „Haartanz" bezeichnet. „Haartanz" bezieht sich auf eine typische Kopfbewegung, ist aber eine recht oberflächliche Bezeichnung. „Golftanz" trifft die Sache schon eher, denn es handelt sich um einen Folklorestil, der aus der Region um den Khalig (=Golf), d.h. um den arabisch/persischen Golf stammt (hier sind vor allem Kuwait und die Emirate gemeint, aber auch der Süden des Irak). Basra, eine im Süden des Irak gelegene Hafenstadt, war über Jahrhunderte ein Umschlagplatz für Sklaven und so finden sich im Khaligi-Tanzstil neben asiatischen Elementen (Kopfverschieben) auch typische afrikanische, sehr 'Pobetonte' Bewegungen.
Auf einigen Rhythmus-CD's gibt es unter der Bezeichnung Saudi den 2/4 Rhythmus, der sehr typisch für den Khaligi ist, obwohl je nach Region auch andere Rhythmen verwandt werden.

2/4 SAUDI (in dieser Form in einigen Tanzroutinen zu hören): Dum Dum Tek

Für „stilechten" Khaligi-Tanz tragen Frauen ein weites und langes, durchscheinendes und meist mit üppiger Stickerei verziertes Kleid (über einem passenden Unterkleid). Im Irak wird dieses Kleid als Thob Hashemi bezeichnet, sonst Thob Nashel.
Nachfolgend nun einige typische Schritte, Gesten und Einsatz des Kleides:

Der Basisschritt ist sehr Gesäß-betont (ähnlich wie Hagalla), eine Art „Holzbeinschritt", ein Fuß ist etwas weiter vorne als der andere und hat immer Bodenkontakt. Der hintere Fuß ist auf dem Ballen und hinkt hinterher, während der Po immer nach oben gestupst wird (Oberkörper darf mitwiegen), da wo das Bein vorne ist, ist auch der Arm vorne. Sehr erdig! Dies ist ein sehr wichtiger Schritt für diesen Stil, eben der Basisschritt und es lässt sich damit nach vorne, nach hinten oder auch zur Seite tanzen.
Der Basisschritt wird zum Wechselschritt, wenn nach zwei Schritten ein Seitenwechsel stattfindet und dabei das eben noch vorgestellte Bein nach hinten kommt und das hintere Bein nach vorne, immer im Wechsel. Mit diesem Schritt lässt sich gut im Kreis tanzen!
Eine weitere Bewegung ist der Po-Kreis, wobei auf den Basisschritt zur Seite ein Kreis gesetzt wird, als ob „ein Stift im Po steckt" und „mit dem Stift ein Kreis in die Luft gemalt werden soll" (zwischendurch immer tief in die Knie gehen, damit der Kreis möglich wird).
Klitzekleine Schulterzitterer entstehen, wenn die Schultern beim Schultershimmie hochgezogen werden, damit keine Drehung im Brustkorb entsteht.
Haarschwingen ist ebenfalls ein ganz typisches Element, wobei

offene lange Haare eine Facette sind, aber kein Muss! Wichtig ist, das Kinn leicht zur Brust zu ziehen und ein sicherer Stand beim Haarwerfen. Typische Geste ist eine Hand am Brustbein um Schmuck festzuhalten.

Brustbeinakzente nach unten und zwar ziemlich kleine und „heftige" Akzente (nicht so viel über die Halsmuskulatur arbeiten, Kopf darf mitgehen). Diese Brustakzente werden hauptsächlich beim Wechsel der Körperebene nach unten eingesetzt, d.h. wir lassen uns auf ein Knie herunter, Kopfverschieben und Kopfrollen z.B. während des Basisschrittes zur Seite. Kleine neckische und liebliche Bewegungen!

Das Kleid „tanzt mit", z.B. Kleid an der Borte halten und leicht anheben oder Schwingen des bestickten Mittelteils (auf Bahrein – Inselkultur – werden z.B. Wellenbewegungen imitiert), mit dem Kleid wogende Bewegungen ausführen, den Ärmel hochnehmen und neckisches Kopfverschieben oder auch in den Ärmel drehen, wobei der Ärmel hochgenommen wird, dann in den Ärmel hineindrehen und über den Kopf ziehen

Gesten haben eine Bedeutung, also Vorsicht vor zu häufigen Wiederholungen! Hand an der Nase (im Prinzip wird dabei der untere Teil des Gesichts verdeckt) bedeutet „ich bin so schüchtern" oder auch „du bist mein Leben, bedeutest mir viel" (die Nase hat einen hohen Stellenwert, z.B. küssen sich in Kuwait die Männer gegenseitig auf die Nase). Die häufig eingesetzten Handshimmies sind eine „Halli-Galli-Geste", im Sinne von „heute ist alles toll, ich grüße euch alle, auf geht's".

Khaligi als Gruppentanz wirkt besonders schön! Hübsch ist z.B., wenn zwei Frauen sich gegenüberstehen und zum Haarschwingen in die Knie gehen oder sich mit dem Basisschritt gegengleich um die Achse drehen, schön ist, wenn dabei der Oberkörper richtig „mitschwingt".

Bambi Sahab Held

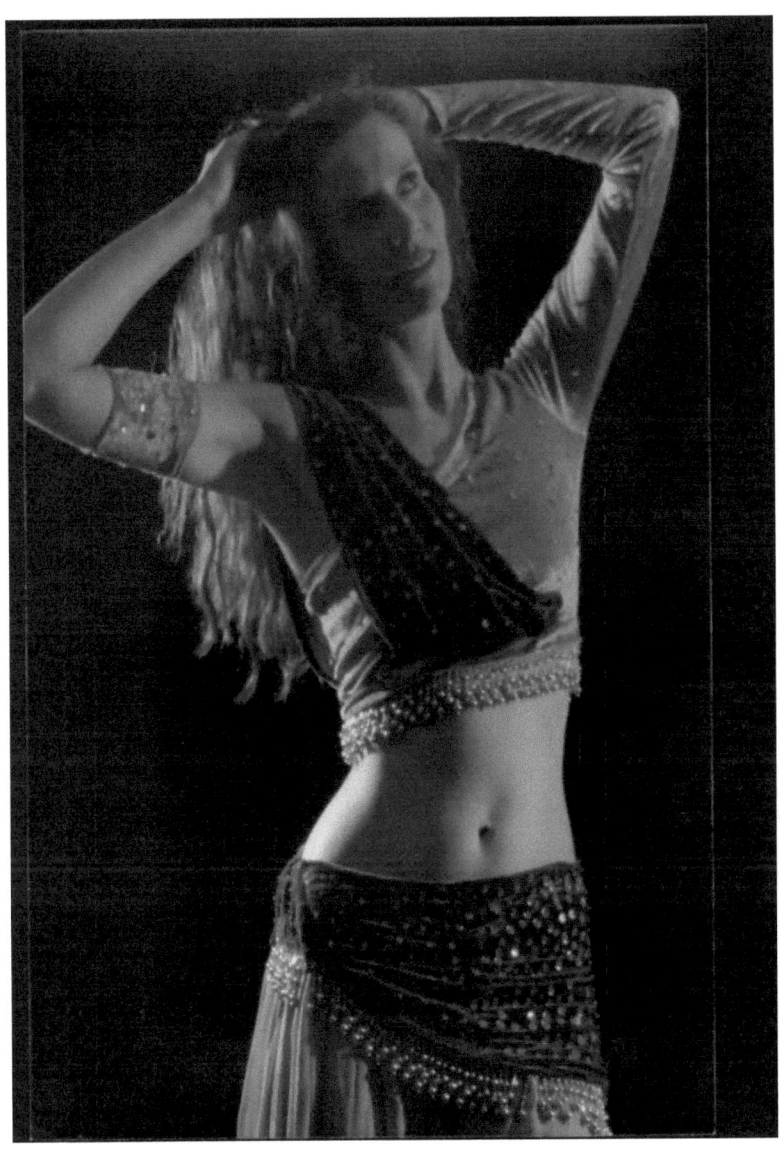

Bambi Sahab - Foto: Fridtjof Gräf

Der Tanz mit dem Säbel

Der Tanz mit dem Säbel ist in den letzten Jahren zu einem festen Bestandteil der Orientalischen Tanzshows in Deutschland geworden und so kann man jetzt viele verschiedene Interpretationen des Tanzes mit diesem Requisit sehen.

Die Darbietungen reichen von der kämpferisch-amazonenhaften Variante bis zu mystischen oder experimentiellen Performances. Eine historische Grundlage für den Frauen-Tanz mit dem Säbel ist nicht so leicht zu finden, manchmal erhält man Hinweise auf das legendäre Volk der Amazonen oder auch auf Beduinentänze, bei denen der Mann als Symbol seiner Ehre der Frau seinen Dolch oder Säbel gibt, damit sie damit tanzt. Beides hat jedoch nur wenig oder gar nichts mit den heutigen Interpretationen zu tun.

Als gesichert gilt jedenfalls, dass der Tanz mit Messern und Schwertern eher aus der Kultur des Jemen und des Libanon stammt. In Ägypten wird traditionell nicht mit dem Schwert oder Säbel getanzt, in amerikanischen Shows hat der Tanz mit dem Säbel jedoch seinen festen Platz.

Musik
Hier einige Tipps, welche entweder ziemlich gängig sind oder mir besonders gut für den Tanz mit dem Säbel gefallen:
Sword Dance, CD Dream Dancer, von Light Rain (mein absoluter Favorit!)
Force and Fire, CD Songs from the Victourious City, von Ann Dudley and Jaz Coleman
In a Timeless Place, von der gleichen CD
Ziggarats of Cinnamon, gleiche CD
Music for Zeinat, CD Belly Dances from the Middle East Vol. 2; Raksat Samara, CD Belly Dance with Samara

Auswahl des Säbels

Bei der Auswahl des Säbels rate ich dazu, auf jeden Fall einen möglichst schweren Säbel auszuwählen, da er dann bei Balance-Parts wesentlich besser liegen bleibt als ein leichteres Exemplar. In der Regel hat man die Auswahl zwischen den sogenannten Militärsäbeln (schlicht und schmucklos und meist verhältnismäßig leicht) und den Tanzsäbeln (mit vielen Verzierungen, oft etwas schwerer). Bei beiden Varianten ist darauf zu achten, dass sie gut ausbalanciert sind und auch optisch nicht nach einem „Kinderspielzeug" aussehen. Einige Säbel werden zusammen mit einer Scheide verkauft, welche dann zu Beginn des Tanzes reizvoll eingesetzt werden kann.

Handhabung des Säbels (Immer im Bewusstsein, dass der Säbel eine Waffe ist!):
- Schwingen des Säbels mit einer Hand über dem Kopf
- Kreise, Wellen, Achten etc. mit dem Säbel, um bestimmte Bewegungen einzelner Körperteile oder des ganzen Körpers zu unterstreichen
- Säbel beidhändig halten und die Arme um den Körper kreisen lassen
- Hieb- und Stichbewegungen oder Drohgesten mit dem Säbel Diese allerdings sehr vorsichtig einsetzen, damit der Säbeltanz nicht wie die Parodie eines Piratenfilms wirkt! Besonders, wenn man keine Ahnung hat, wie man eine solche Waffe führt, sollte man mit kämpferischen Elementen sparsam umgehen!
- Balance-Elemente mit dem Säbel auf dem Kopf, auf den Handflächen, auf der Hüfte, auf der Schulter, auf dem Bauch
- Meiner Meinung nach ist ein Bodentanz-Part beim Tanz mit dem Säbel absolut unentbehrlich.

Kostüm
Das Kostüm für den Tanz mit dem Säbel sollte auf jeden Fall in

dunklen Farben gewählt werden, um die mystische, dramatische und/oder gefährliche Aussage dieses Requisits zu unterstreichen. Auch rate ich bei der Auswahl zu einem einteiligen Kostüm, bzw. dazu, den Bauch zu bedecken, was z.B. durch ein dunkles Bauchnetz sehr reizvoll geschehen kann. Ob man jedoch lieber ein Kleid, einen Rock oder eine Hose, eventuell auch einen Rock über einer Hose tragen möchte, ist eine Frage des persönlichen Geschmacks und lässt viel Raum für Individualität! Eine Kopfbedeckung in Form eines Tuches oder eines Haarbands (eventuell gepolstert) sieht sehr gut aus, schützt die Haare und verleiht dem Säbel zusätzlichen Halt beim Balancieren auf dem Kopf.

Bambi Sahab Held

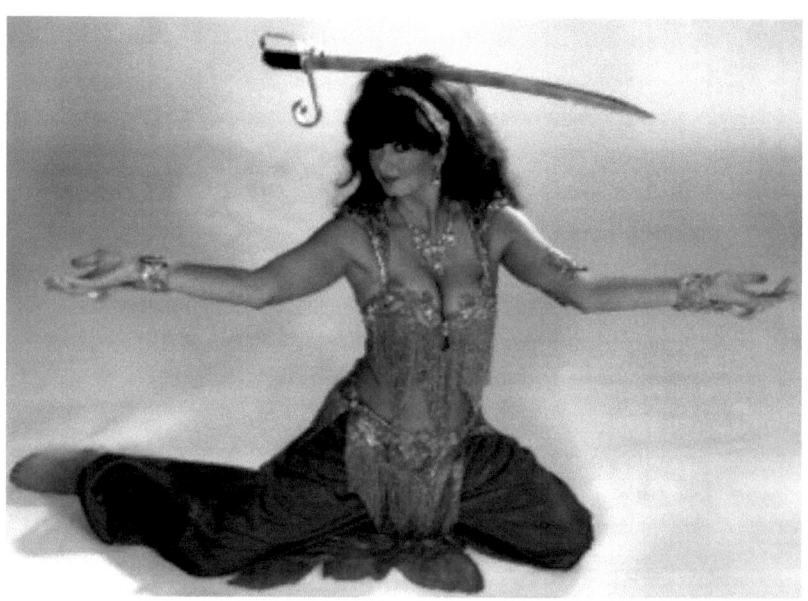

Farida

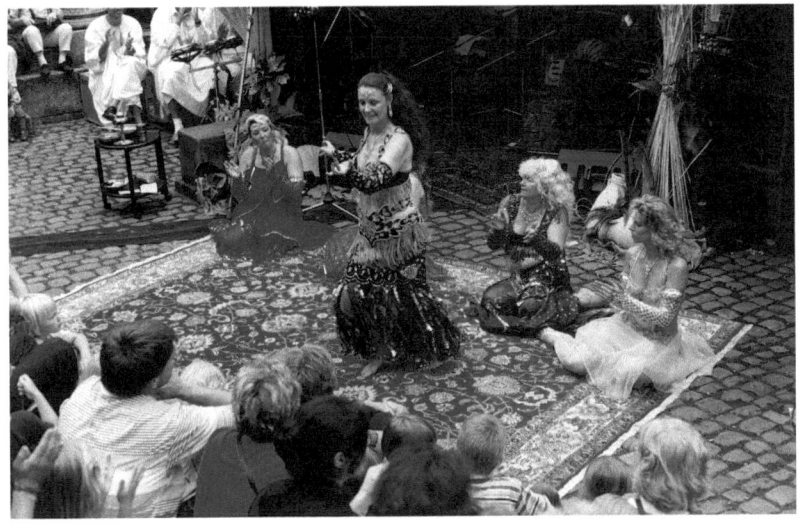

Nesrin

Domfest zu Aachen

Zu Ehren des Aachener Doms, der sein 1.200 jähriges Bestehen
feierte, wurde ein Fest veranstaltet. Es fand am 19. und 20.8.00
statt und es wurde zu einem mittelalterlichen Spektakel. Über
850 Akteure ließen auf allen Plätzen rund um den Dom das
Alltagsgeschehen aus der Zeit des Kaisers auferstehen und
entführten mit Kostümen, Requisiten und Kulissen das
Publikum in ein einmaliges Szenario. Meine orientalische
Tanzgruppe „Nesrins Fata Morgana" und ich tanzten im Lager
des Kalifen Harun el Rashid, was wunderschön mit
orientalischen Zelten aufgebaut war. Dekorationen innen und
außen waren originalgetreu gestaltet und es befand sich
ebenfalls ein Fellachen-Areal mit Kamelen und Schafen dort.
Prachtvoll gewandete orientalische Prinzen und Prinzessinnen
lustwandelten zwischen Gewürz-, Dattel- und Teppich-

Händlern, die laut ihre Waren anboten. Orientalische Musikgruppen spielten aus ihren Ländern klassische, traditionelle orientalische Musik sowie Raj-Musik. Zwischen Fakir und Märchenerzählerin tanzten meine Gruppen und ich, nicht mittelalterlich, aber kostümmäßig in etwa angepasst, Kreis- und Tambourintänze in bunten Gewändern, die ins Mittelalter passten. Wir tanzten auf einem orientalischen Teppich des Teppichhändlers zu Live-Musik und rissen das Publikum mit, das jedes Mal, wenn wir den Tanz beendet hatten, aufsprang und tanzte. Mit dabei waren viele orientalische Männer, die wasserpfeifenrauchend das Geschehen verfolgten. Es war eine super Stimmung im Lager des Kalifen und eine solche Zuschauerzahl, die auch mitklatschten und ihre Freudenschreie erklingen ließen, wovon man bei jeder Show nur träumen kann. An beiden Tagen 160.000 Gäste, sicher nicht alle im Lager des Kalifen, aber wenn man wie ich schon viele Veranstaltungen organisiert hat, schon irgendwo als Gasttänzerin war, kann man abschätzen, was 100 oder 1.000 oder mehr Leute sind. Des weiteren war ein Alchemist vor Ort sowie ein Falafelbäcker. Zwischen all diesen mittelalterlichen Vorführungen und Basarständen haben meine Tanzgruppe und ich nicht vergessen, dass wir das Jahr 2000 schrieben und natürlich auch orientalischen Tanz für das „Publikum 2000" geboten in klassischen Bauchtanzkostümen und zu ägyptischer Musik wie das Foto zeigt. Auch wenn dies nicht ins Mittelalter passte, kamen die Tänze zur Live-Musik sehr, sehr gut an, so gut, dass diese bereits mehrere Male im Fernsehen zu sehen waren, sowie auch groß auf dem Titelblatt der Aachener Tageszeitungen. Für meine Gruppe und mich war es eine besondere Ehre und Freude, bei dem Domfest in Aachen, das in dieser Art kaum wiederholbar ist, mit dabei zu sein. Es war eine Multi-Kultifeier der Superlative, bei dem Deutsche, oder besser Europäer im allgemeinen, ihre Freude zusammen hatten und wieder vielleicht ein Stückchen näher

zusammenrückten. Wir bekamen unter anderem für die Teilnahme eine Urkunde der Stadt Aachen, unterschrieben vom Oberbürgermeister und Dompropst, in der Schrift bzw. Sprache, die vor 1.200 Jahren geschrieben bzw. gesprochen wurde. Sie hängt an einem Ehrenplatz im Studio und es gibt nichts, was mich mehr erfreut hat in meiner fast 23 jährigen orientalischen Tanzgeschichte, als diese Urkunde.
Nesrin

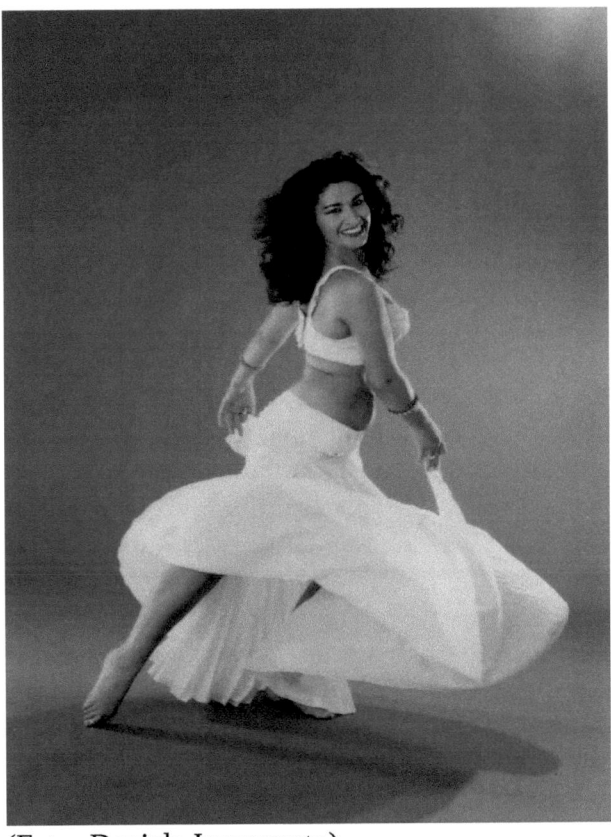

Firuze (Foto: Daniela Incoronato)

Tanz der Freude

So und nicht anderes würde ich diese wunderbare Tanzform benennen, die bei uns als Bauchtanz oder Orientalischer Tanz bekannt ist.

Als in den 70er Jahren die Bauchtanzwelle nach Deutschland überschwappte und sich alle in der Szene v.a. um Authentizität bemühten, mussten die Pionierinnen gegen Vorurteile und für einen Platz in der Gesellschaft kämpfen.

Diese Frauen haben Großartiges geleistet! Bauchtanz hat zwar immer noch den Ruf des Exotischen, ist aber mittlerweile fester Bestandteil eines jeden Volkshochschulprogramms. So haben unzählige Frauen die Möglichkeit "es einmal zu probieren" - und sehr viele sind dabei geblieben, haben sich gleich in der ersten Stunde anstecken lassen von diesem Fieber. So wie ich.

Das war vor 15 Jahren. Mein Sohn war gerade geboren und ich wollte "etwas für mich tun", damit meinte ich in erster Linie meine durch die Schwangerschaft etwas aus der Form (oder sollte ich besser sagen "Norm") geratene Figur. Erwartungsvoll und gleichzeitig verschämt betrat ich den nüchternen Gymnastikraum einer Schule und wartete mit neun anderen Frauen auf die Dinge, die da kommen sollten. Sie kamen in Form einer großen, schlanken Frau mit langen schwarzen Haaren, die sich als Renate vorstellte, nicht lange redete, sondern gleich damit begann, uns vorzutanzen - und damit war es um mich geschehen. Von diesem Augenblick an wusste ich, dass ich diesen Tanz lernen musste. Es gab kein zurück mehr. Die Musik, die Bewegungen, der Ausdruck - all dies hatte mein Herz berührt, der Funke war übergesprungen und hat mich seitdem nicht mehr losgelassen.

Was dann folgte, kennt wohl jede von uns. Üben, üben, üben, viele Schweißperlen, harte Arbeit, Entmutigung... dazwischen aber immer wieder die kleinen Erfolgserlebnisse, wenn das Becken von alleine anfängt zu kreisen, wenn der

Schultershimmy endlich klappt und der Kopf doch wirklich ein paar Millimeter hin und her gleitet! Unterstützt durch die verständnisvollen Blicke und Worte der Mitstreiterinnen ist alles nur noch halb so schlimm und meistens sogar sehr erheiternd. Und sobald die ersten Glitzerklamotten genäht sind, macht es sowieso nur noch Spaß...

Und irgendwann ist es dann so weit. Die Bewegungen beginnen zu fließen, die Musik und dein Körper fangen an zu verschmelzen, du spürst wie du immer mehr zu deinem eigenen Tanz findest - und es ist wunderbar. Du fühlst das Vibrieren der Körperzellen, lässt dich ganz hineinfallen in die Melodie und Rhythmik der Instrumente und deiner Gefühle, entdeckst Neues und Altvertrautes, bist angekommen und voller Dankbarkeit, Zufriedenheit und Freude!

Für mich war und ist dieser Tanz immer wieder eine Offenbarung. Ich entdecke immer noch neue, faszinierende Facetten meines Körpers, meiner Gefühle und vor allem meiner Weiblichkeit - und das nach so vielen Jahren. In vertrauten Bewegungen, die schon eine Selbstverständlichkeit sind, erlebe ich mit einem Mal mehr Tiefe, mehr Innerlichkeit, mehr Ausdruckskraft. Die Variationsmöglichkeiten sind schier unendlich, der eigenen Kreativität sind keinerlei Grenzen gesetzt, alles ist möglich. Dieser Tanz erlaubt es dir immer wieder neu zu erschaffen, je nach deiner momentanen Gefühlslage. Du kannst dich so ausdrücken, wie es dir jetzt im Moment entspricht - das ist grandios!

Doch am meisten erfüllt mich das tragende Gefühl der Freude, das mit diesem Tanz verbunden ist. Selbst dann, wenn meine Grundstimmung eine andere ist, sogar dann, wenn ich traurig bin trägt mich dieser Tanz der Freude. Es ist die Freude, die ich beim Tanz mit mir selbst empfinde, die Freude, die ich mit meinen Mittänzerinnen teile und die Freude, die ich in den Augen derer erblicke, die diesem Tanz zusehen und sich davon berühren lassen. - Cornelia Linder

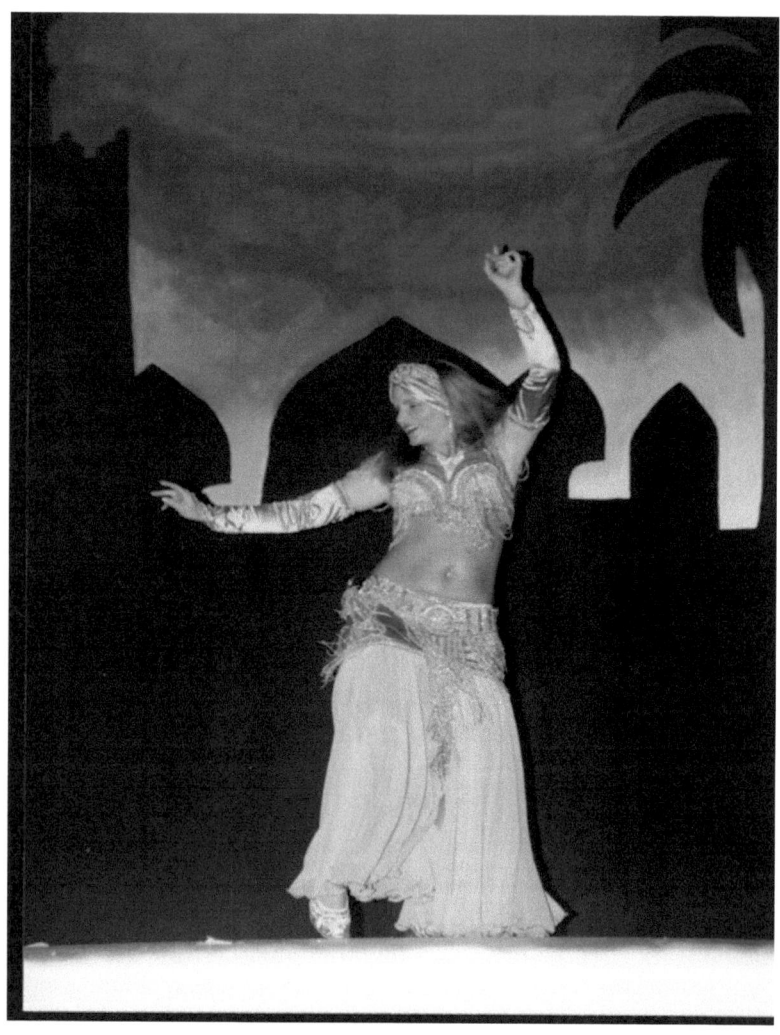

Suheila

Orientalischer Tanz und Emanzipation

... was hat orientalischer Tanz mit Emanzipation zu tun? Meiner Meinung nach eine ganze Menge. Vor etwa 13 Jahren nahm ich an meinem ersten Bauchtanzkurs teil. Begeistert erzählte ich meinem Nachbarn davon. Seine spontane Reaktion war: „Was, du machst Bauchtanz? Das darfst du aber keiner Emanze erzählen!" Ich versuchte ihm zu erklären, dass orientalischer Tanz und Emanzipation kein Widerspruch seien, sondern eher zusammengehörten: Die Tänzerin Ishtar, Kölns allererste Bauchtanzlehrerin, war damals aktiv in der Frauenbewegung tätig. Sie baute bioenergetische (das sind körpertherapeutische) Übungen in ihren Unterricht ein und ermunterte auch fülligere Frauen, ihren Körper nicht mehr zu verstecken, sondern ihn so zu akzeptieren, wie er ist: nämlich rund und schön. Und nicht nur Dicke, nein, alle Frauen sind schön, wenn sie ihren Körper auf diese einzigartig weibliche Art und Weise bewegen. Wenn sie ihre Hüften locker schwingen, ihren Bauch rollen, ihre Brüste kreisen lassen und ihre Hände anmutig schlängeln. Sie fühlen sich wohl, wenn sie Schultern und Nacken entspannen und tief durchatmen dürfen, wenn ihr Rücken sich stolz und aufrecht hält, ihr Bauch endlich einmal raushängen darf und ihre Füße festen Bodenkontakt haben. Ja, sie sind erotisch, aber nicht, um dem männlichen Geschlecht zu gefallen, sondern um Freude und Lust am eigenen Körper und am Miteinander-Tanzen zu erfahren. Ausschließlich für sich selbst. Denn wer sich seines Körpers bewusst ist, wird auch selbst-bewusster. Und Selbstbewusstsein ist eine wichtige Voraussetzung zur Gleichberechtigung. Mein Nachbar blieb skeptisch, aber ich machte weiter und begann bald, meine ersten Kurse zu leiten. ... Ich nahm Tanzunterricht bei einem männlichen Lehrer aus Ägypten und erfuhr, dass seine deutsche Ehefrau nicht mehr tanzen durfte. Ebenso wie die Frau eines türkischen Kostümschneiders, die nach der

Heirat nur noch lange Kleider und Kopftuch trug. Angeblich hatte sie aus freien Stücken das Tanzen aufgegeben. Ich glaube ihr nicht. Wieso verbieten diese Männer eigentlich ihren Frauen das Tanzen? Es bestätigt meine Theorie: Bauchtanzen macht selbstbewusst. Vielleicht würden zu selbstbewusste Ehefrauen die männliche Pascha-Position infrage stellen. Sicher prallen hier nicht nur Männer und Frauen aufeinander, sondern auch zwei verschiedene Kulturen. Aber wie sieht es in unserem Land aus mit der Gleichberechtigung? Es gibt viele berufstätige deutsche Frauen, aber nur sehr wenige in Führungspositionen. Und in der orientalischen Tanzszene, eigentlich einer weiblichen Domäne, verhält es sich auch nicht anders. Auf ca. 200.000 praktizierende Frauen kommen einige ganz wenige Männer. Diese Wenigen sind allerdings die Besitzer der Restaurants und Zubehörläden, die Herausgeber von Fachzeitschriften, die Ausbilder von Lehrerinnen, die Veranstalter der größten Tanzshows oder die Topstars auf der Bühne. Kurz gesagt, sie besetzen die Machtpositionen. Woran liegt das? Es wäre zu einfach, nur den Männern die Schuld dafür zu geben. Um Missverständnisse auszuräumen, ich möchte hier nicht gegen die Männer wettern. Im Gegenteil, ich mag sie, bin mit vielen von ihnen befreundet und arbeite sehr gerne mit ihnen zusammen, sofern es sich um gleichberechtigte Partnerschaften handelt.

Auf dem letzten Wegstück meiner Laufbahn als Tänzerin hatte ich die Gelegenheit, auf größeren Veranstaltungen aufzutreten, gemeinsam mit Kolleginnen, deren Namen europa- und teilweise sogar weltweit bekannt sind. Dazu haben mir, so muss ich gestehen, eher Männer als Frauen verholfen. Eins musste ich dort feststellen: Je höher man aufsteigt, desto eisiger das Klima, in dem man sich bewegt. ... Es wird eifrig konkurriert, und das auf spezifisch weibliche Art und Weise, mehr verdeckt und hintenrum als offen und direkt. Auf der großen Bühne ist plötzlich nicht mehr jede Frau einzigartig schön, sondern ängstlich befürchten wir, eine andere könnte besser sein als wir selbst. Uns so engagieren wir lieber einen Mann als Gaststar auf unserer Show, denn dieser tanzt außer Konkurrenz. Und aus diesem Grunde kann auch nur ein Mann eine große Veranstaltung auf die Beine stellen, bei der mehrere Tänzerinnen aus derselben Region auftreten. ... Aber, auch wenn es in der Höhenluft etwas von Wolken vernebelt und deshalb schwer zu erkennen ist, es gilt immer noch derselbe Leitsatz. Egal wo wir stehen, sei es als Schülerin, Lehrerin, Sternchen oder Superstar: Wenn wir uns auf unsere individuellen inneren Qualitäten besinnen und diese nach außen bringen (nicht nur im Tanz), dann sind wir auf natürliche Weise stark und brauchen weder gegeneinander noch gegen die Männer zu kämpfen. ... Das Erspüren unseres Körpers und das Erleben unserer Weiblichkeit im orientalischen Tanz kann eine Menge dazu beitragen, finde ich.

Und ob mein Nachbar dies versteht, ist mir mittlerweile egal. Er hat es schließlich nicht ausprobiert. Nur seine Frau, die hat jetzt auch ein paar Bauchtanzkurse belegt.

Suheila

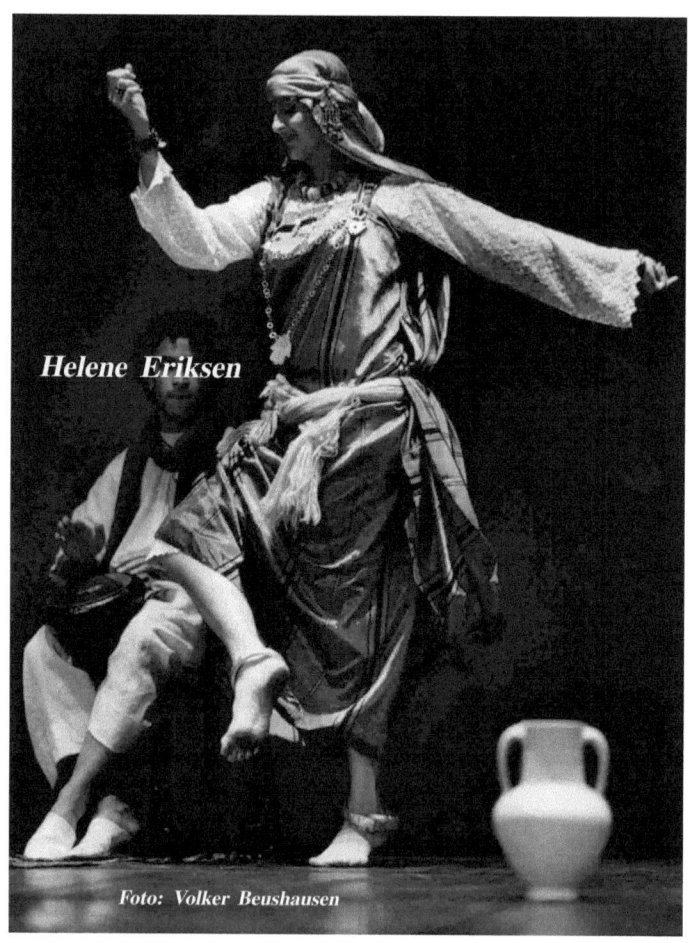

Helene Eriksen

Foto: Volker Beushausen

Bazar Oriental

Berlin wird immer mehr eine Metropole – nicht nur wirtschaftlich, sondern auch im Bereich der Kunst und Kultur.

Wir haben bereits bei den Veranstaltungen 1999 und 2000 festgestellt, dass besonders in Berlin / Brandenburg und den neuen Bundesländern ein großer Bedarf an Kommunikation und Austausch unter den Künstlern besteht.

Dies nahmen Anna-Suheyla, Sabina-Zaida, und Nabila zum Anlass, die schon seit 1998 bestehende Show/ Semi-Messe Bazar Oriental – bisher alleine von Sabina-Zaida organisiert – zu einer Hauptstadtfachmesse für und um den orientalischen Tanz zu erweitern.

Die Absicht und Anforderung an diese Messe ist, über einschlägige „typische" Anbieter hinaus, eine Plattform für Informations-, Ideen- und Gedankenaustausch sowie artverwandte Konsumforen, Weiterbildung im Rahmen von Workshops, Vorträgen und Infoveranstaltungen zu bieten.

Darüber hinaus ist dieses Event ein wortwörtlich bunter Basar, um Tänzerinnen und Gruppen jeden Levels in originellen Shows im Rahmen eines riesigen Happenings zu verknüpfen.

Die schon jetzt erfolgreiche Resonanz auf die letzte Veranstaltung am 25. November 2000 zeigt uns, dass wir auf dem richtigen Weg sind und der Bedarf an einer Messe, - vor allem in den neuen Bundesländern - besteht.

Wir sehen uns auch nicht als Konkurrenz zu den schon vorhandenen und etablierten Messen, sondern als eine Erweiterung der Vielfalt.

Damit wollen wir gezielt Tänzerinnen und andere Interessierte ansprechen, die in und um Berlin/ Brandenburg und in den neuen Ländern ansässig sind.

1998 waren unsere ersten Gaststars aus der Region z.B. Salomé und Alladdina, 1999 erweiterten wir unser Starprogramm um

Said El Amir, der nun in 2000 bereits das 2. Mal in Berlin war. Diesmal wurde er jedoch unterstützt durch Maral, Sina, Asmahan und Nasra sowie Negina plus Ehemann Mohammed Zaki, das Duo Arabesque und ein riesiger Tross von Berliner Tanzstars ...!

Die durchweg positive Resonanz auf die Veranstaltung gibt uns auch die Power weiter zu machen und noch umfangreicher zu werden.

Nachlese:

Der Tenor, der uns per Fon, Fax und e-mail als Nachlese auf den Basar Oriental 2000 erreicht hat, bringt es auf den Punkt:

Super Publikum, hervorragende Lichttechnik und Bühnengestaltung, ausgezeichnete Künstler mit zum Teil sehr beachtlichen Darbietungen und vor allen Dingen ein unglaublich kurzweiliges und abwechslungsreiches Programm sowohl auf der Basar Bühne, Matineé und Gala-Show!

Viel Lob gab es auch über den Basar und Ausstellerbereich selber, der sich durch ein umfassendes und überwältigendes Angebot auszeichnete, welches Besucher und Anbieter zu gleichen Teilen mehr als nur zufrieden stellte.

Die angebotenen Vorträge wurden sehr gut aufgenommen und frequentiert. Alle Informationen, die man hier von den Dozenten Duo Arabesque (Tribal) und Selbständigkeit im orientalischen Tanz (Catrin Diesing) erhalten hatte, machten Lust darauf, mehr über die jeweiligen Themen zu erfahren.

Die Show- und Ausstellungsbesucher waren zufrieden und werden auch in Zukunft gerne wieder der Einladung des „alten" Erfolgs-Teams Sabina Zaida und Nabila in den Ernst-Reuter-Saal in Berlin-Reinickendorf folgen...

Carmen Stutzki

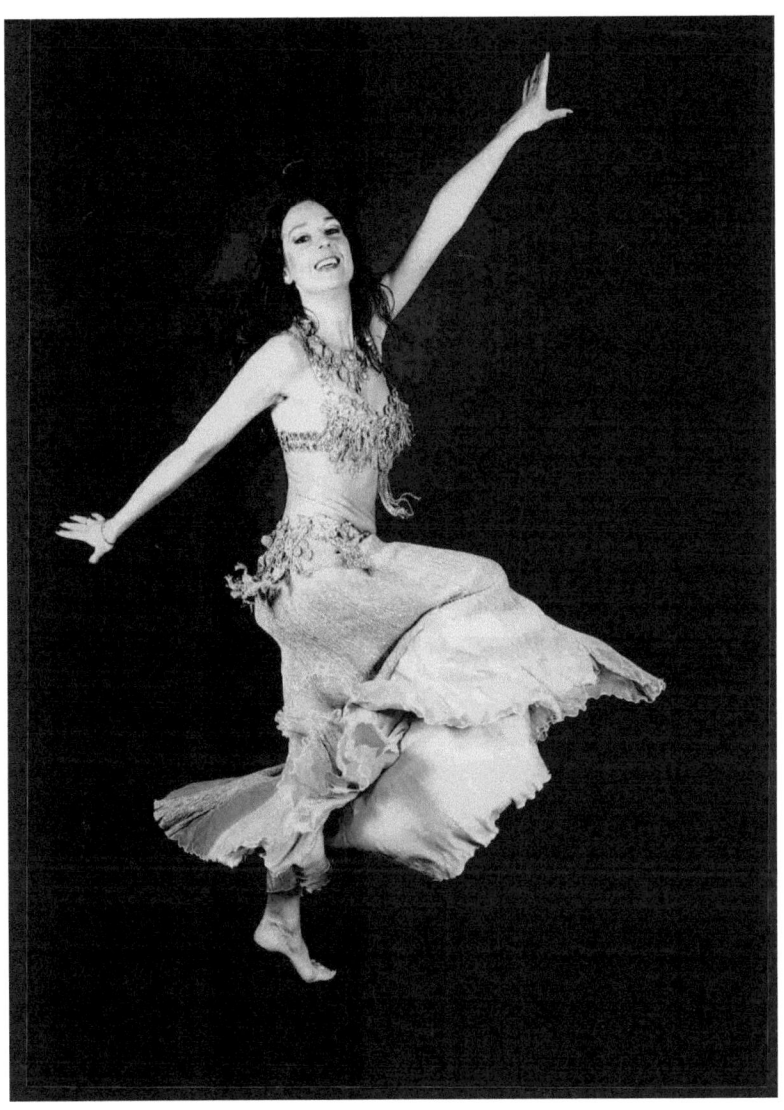

Mardshana

Liebe Leserinnen, liebe Leser,
Bauchtanz ist wirklich die ‚beste Medizin', wenn es darum geht, Lebensfreude und Genuss am eigenen Leib zu erfahren und die schlechte Laune loszuwerden. Ich könnte mir überhaupt nicht vorstellen, ohne diesen Tanz zu leben. Vielen Frauen geht es so wie mir. Weibliche Sinnlichkeit neu entdecken, ist für Frauen unseres Kulturkreises in den letzten ca. 30 Jahren immer wichtiger geworden. Das alltägliche Leben lässt modernen Frauen dafür keinen Raum. Leistungs-maßstäbe werden als Grundlage für Erfolg genommen: Im Existenzkampf müssen Frauen „ihren Mann stehen". Weibliche Werte spielen kaum eine Rolle. Oft sind weibliche Werte in unserer Vorstellung negativ besetzt. Derart abgewertet streben die meisten von uns männlichen Idealen nach. In traditionellen orientalischen Gesellschaften werden Frauen häufig als Besitz oder Leibeigentum betrachtet, auf eine Sache reduziert und weggesteckt – ins Haus verbannt, hinter den Schleier gesteckt. In beiden Fällen an der Entwicklung von Selbstbestimmung behindert, fühlen Frauen sich oft ‚irgendwie nicht richtig', irgendwie den Ansprüchen nicht genügend. Aber auch Männer fühlen sich in ihrer Körperlichkeit eingeschränkt, wenn sie die weichen gefühlsbetonten Aspekte ihres Seins für sich entdecken wollen. Damit ist Schluss sobald wir uns dem Orientalischen Tanz zuwenden. Stolz sein auf weibliche Körperlichkeit, ist von nun an für Frauen die Devise.
Jeder, der den eigenen Körper kontrollieren kann und diese Macht auslebt, ist nicht mehr so leicht zu manipulieren. Daher möchte man uns gleich wieder in eine Ecke abdrängen, die Ecke der ‚leichten Mädchen'. Damit man die Macht über uns behält, soll abermals ein negatives Etikett, das man uns umhängen will, uns das Gefühl ungenügend zu sein, zurückgeben. Wir können nichts dafür, wenn man uns für jene bedauernswerten Geschöpfe ‚ohne Ehre' hält - wir müssen uns aber nicht selber so sehen. Auch in unserer sexualaufgeklärten

und liberalen Gesellschaft sind Männer und Frauen voneinander abhängig. Liebe hingegen ist ein Kind der Freiheit und gedeiht nur in Selbstbestimmung und Unabhängigkeit.

Wenn wir das Etikett ‚leichtes Mädchen‚ nicht akzeptieren und stattdessen den Tanz als ‚Mittel seelischer Hygiene' benutzen und, um den Kontakt zum eigenen ‚Herzen' herzustellen, nehmen wir uns ernst in unseren Bedürfnissen nach Anerkennung unserer Leibhaftigkeit und nach der Unbeschwertheit, die uns der Tanz gibt. So erobern wir uns ein Stück persönlicher Unabhängigkeit zurück und damit auch ein Stück vom Glück.

Shakti Morgane

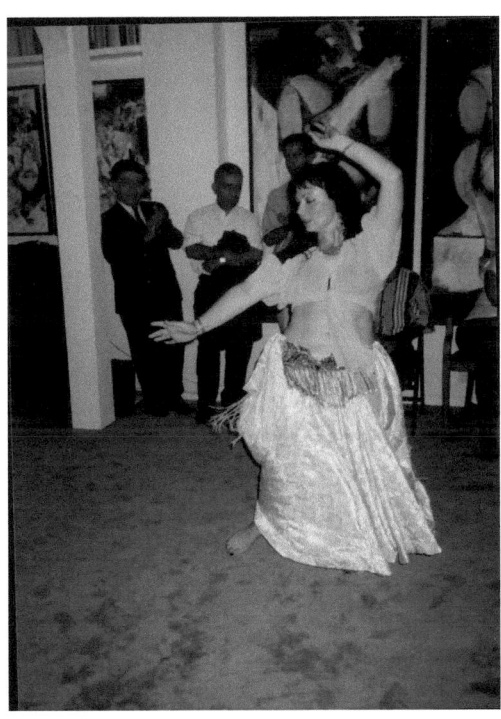

‚Frauenpower' (shakti) durch Bauchtanzmeditation

Die Geschichte des Orientalischen Tanzes beginnt im Matriarchat, eine Zeit, als Göttinnen angebetet wurden, um für Fruchtbarkeit zu sorgen. Frauen tanzten mit Becken, Bauch und Hüften, zuerst um Verkrampfungen, die eine Geburt begleiten, zu bewältigen, später um jegliche körperlich-seelische Verkrampfungen loszuwerden, besonders die sexuellen. Als nicht mehr alle Frauen tanzten, war eine Tänzerin zugleich Priesterin einer Göttin, von der der Mythos erzählt, dass sie die Finsternis beherrscht und das Licht bringt. Wenn die Tänzerin sich im Tanz mit ihrer Göttin vereinte, dann besaß sie die Fähigkeit Schwingungen auszugleichen. Es ging um die Umwandlung negativer Gefühle in positive 'Energie. Zwei Göttinnen-Mythen erzählen besonders davon: der Schöpfungsmythos des Matriarchats aus dem alten Griechenland (Eurynome) und der Ishtar-Mythos, die babylonische Göttin mit den Schleiern. Der Schleier gilt dabei als Symbol für Ungleichgewicht, Grenze, Trennung und der Tanz mit den Schleiern demonstriert die Umwandlung von Einseitigkeit und Trennung in Harmonie und Vereinigung.

Bei der Sexualtität wird ebenfalls eine Vereinigung angestrebt, die Vereinigung mit dem Geschlechtspartner im Orgasmus. Wir wissen mit wieviel Verkrampfung und Ängsten der sexuelle Akt befrachtet sein kann. Wir haben durch unsere Kultur den Kontakt zu unserer Natur verloren und müssen erst wieder lernen, uns auf unsere ureigenste Natur einzulassen, um sexuelle Vereinigung genießen zu können. Hierbei kann Bauchtanz gute Dienste leisten.
Die meisten Menschen haben keinen Zugang zu ihren Gefühlen, da unsere Kultur zwischen Gefühl und Gefühlsbewusstsein trennt. Wenn Frauen Bauchtanz erlernen, kommen sie oft erstmals mit ihrer Erstarrung wieder in

Kontakt. Das äußert sich in der Unfähigkeit, geforderte Bewegungen isoliert auszuführen. Sie müssen sich erst selbst wieder kennen lernen, die Erstarrung spüren lernen, bevor sie sie loslassen und sich auf die Bewegung und die Schwingung der Musik einlassen können. Die Bewegung bringt uns in Kontakt mit unseren Gefühlen und die Musik vollzieht im Tanz den Ausgleich. Das Gefühl von Getrenntsein wird dabei aufgehoben.

Der Orientalische Tanz ist im Wesentlichen ein Improvisationstanz. Die Tänzerin sollte daher die Fähigkeit besitzen, das Gedankenkarussell in ihrem Kopf abzuschalten und sich entspannen können. Sie lässt sich im Idealfall von der Musik bis hin zum Gefühl: 'es tanzt mich' erfassen und führen. Das ist das Loslassen des Ego. Diese Ich-Transzendenz kann in der Ekstase beim Tanz erreicht werden.

Man betrachtete noch vor ca. 2500 Jahren die Erde als heilig und die Welt als ein Konglomerat von Schwingungen (Kräften). Die Tänzerin als Priesterin hatte die Schwingungen aller Anwesenden aufzunehmen, auf sich zu konzentrieren und mit Hilfe von Musik, Tanz und ihrer Göttin auszugleichen, um das ursprüngliche Paradies, die 'heile Welt' wieder herzustellen. Das betraf alle Schwingungen der Umgebung und der Natur. Nicht selten konnte sie es auf diese Weise zum Zwecke der Fruchtbarkeit der Felder regnen lassen.

Für die Tänzerin war der göttliche Funke in der Ekstase als Glücksgefühl / Freude spürbar und oft sogar als helles Licht (Aura) sichtbar. Eine durchaus überirdische Stimmung breitete sich aus. Ein Gefühl von Zeitlosigkeit.

Hauptsächlich fanden sich daher Menschen zu einem Tanzfest zusammen, um sich mithilfe der Tanzdarbietung verzaubern zu lassen, den Durchgang in einen anderen Bewusstseinsbereich zu erleben, der ihnen half, neue Kraft zur Bewältigung des Alltags zu schöpfen.

Es werden beim Bauchtanz zum Zwecke der Herbeiführung von Ekstase die Sexualorgane im Bauch stimuliert, denn spirituelle und sexuelle Energie fließen durch dieselben Organe. Ekstase (Erleuchtung / Ich-Transzendenz) im Tanz bedeutet ein Einswerden mit dem unsterblichen Teil des Selbst. Das ist ein Ankommen in der Verbundenheit mit dem zeitlosen Leben. Ein ähnliches Gefühl erlebt man beim Orgasmus, auch hierbei wird das Tor in die Zeitlosigkeit geöffnet.

Derart vergleichbar hat so manche Frau mangels passendem Sexualpartner, wenn sie die passende Musik gefunden hat, den Orientalischen Tanz als Orgasmusersatz für sich entdeckt.

Fazit: Bauchtanz, auch Orientalischer Tanz genannt, gern missverstanden als 'Balz-Tanz' oder Konkurrenzkampf der Eitelkeiten (Wer ist die Schönste im Land?), passt, sofern selbst praktiziert, hervorragend als persönliche Quelle von Frauen-power in den Alltag von Frauen.

Shakti Morgane

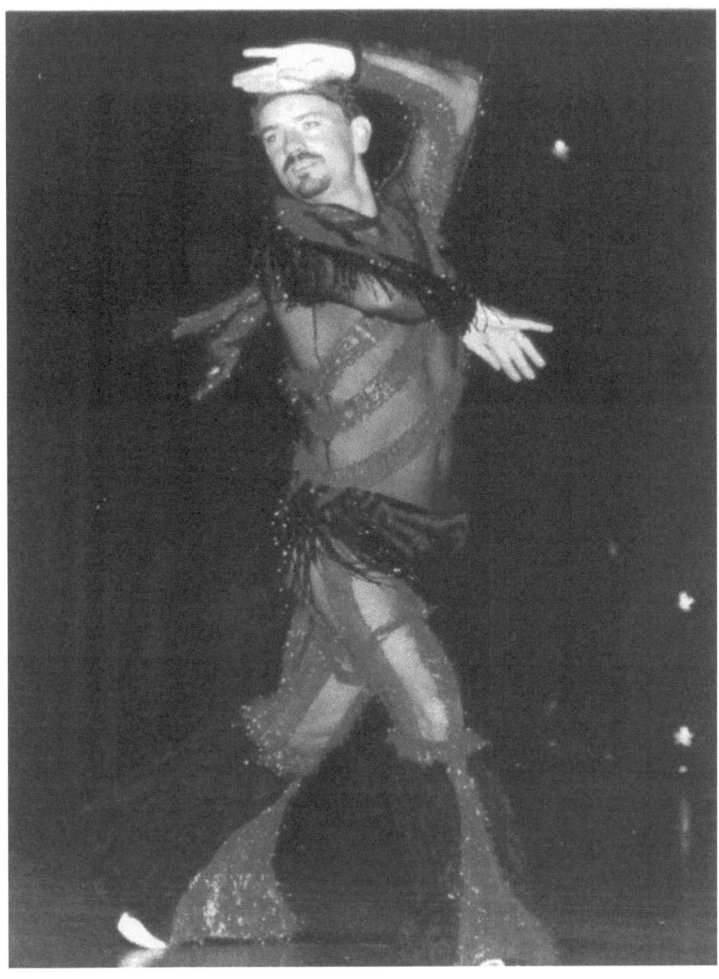

Said el Amir (Foto: Rudgild Saul)

Mission Impossible oder der sich den Wolf tanzen wollte...

Geheimnisvolle Anrufe bekommt man nicht oft, auch Said El Amir war erstaunt über den Anruf von einem aufgeregt wirkenden, jungen Mann eines großen Münchener Medien - Unternehmens. "Grüß Gott! Ich habe gerade Ihre Nummer aus dem Internet bekommen und würde gerne etwas mehr über Sie erfahren.. Zunächst dies: haben Sie Berührungsängste mit Prominenten und hätten Sie kommende Woche Donnerstag Zeit?"

`Rein zufällig´ hatte Said Zeit und willigte ein, einer "Gruppe junger Frauen in kurzer Zeit Bauchtanz beizubringen und dann mit ihnen zusammen etwas zu tanzen."

Etwas später wurde aus dem geheimnisvollen Engagement dann ein Auftritt in der Sendung "Einfach Verona" (die Said leider nie gesehen hatte) in der er der Popgruppe NoAngels Bauchtanz in einem Hamam beibringen sollte.

Gesagt getan, alles war besprochen und es wurde extra betont, dass um pünktliches Erscheinen am Drehort (11.30 Uhr) gebeten wird, damit ein reibungsloser Ablauf gewährleistet ist.

5 Minuten früher war Said am Ort des Geschehens und hatte - wie man ihn gebeten hatte, Tücher, Kostüme und Musik dabei. Freundlich wurde er von der Catering Firma begrüßt, er möge sich bitte einen Kaffee nehmen und etwas zu essen. Es wurde 11.45 Uhr und 12.00 Uhr und einige Tassen Kaffee später und ... oh, die NoAngels kamen. Bussi hier, Bussi da und schon war es 12.30 Uhr, der nächste Kaffee wurde gereicht. Während die NoAngels und Said so erzählten, was man so gemacht hatte seit sie sich das letzte Mal bei einem Styling Termin gesehen hatten, wurde es 13.00 Uhr. Frau Feldbusch erschien mit ihrem Bodyguard und man richtete sich für den Dreh her, der dann tatsächlich um 13.00 Uhr begann [...bitte seien Sie pünktlich... oder wie war das?]. Der Regie-Assistent kam dann in der Zwischenzeit noch dazwischen und bat Said um weitere Geduld und reichte weiteren Kaffee. Der Koffeinspiegel von Said, der eigentlich nur tanzen sollte und nicht an einer Überdosis Koffein im sehr warmen Hamam sterben, lag im oberen Bereich als dann um 15:00 Uhr und weitere Tassen

Kaffee später der Regisseur persönlich kam. "Also, wie Du sicher bereits selber bemerkt hast, sind wir etwas spät dran und müssen leider das Interview mit Dir streichen...sorry!" Das Einstudieren des Tänzchens mit den NoAngels sollte aber noch gedreht werden - es wurde 16.30 Uhr und der Aufnahmeleiter erschien um Said mitzuteilen das die Unterrichtseinheit jetzt leider auch ausfallen müsse - die Zeit sei zu knapp. Ob Said denn damit einverstanden sei, als Weihnachtsgeschenk für die NoAngels zu tanzen - aber sicher doch - der Herzschlag war sowieso schon nahe an der Infarktgrenze, körperliche Arbeit schien mehr als angebracht. Und wie es beim Film so ist, es muss dann alles sehr schnell gehen. Said möge doch bitte in 2 (zwei) Minuten umgezogen im Hamam stehen. Der Hamam bestand in dieser Zeit aus 18 großen Scheinwerfer auf 60m², dazu 6 Frauen im Bikini, 12 Männer - ebenfalls nur leicht bekleidet und mindestens 6 Kameras. Said warf Verona ein knappes Hallo zu, die sich mit seinem Namen etwas sehr schwer tat. Die zu drehende Szene wurde im Stenoverfahren besprochen und musste beim 1. Mal im Kasten sein, da es mittlerweile 17.00 Uhr war und der Hamam nur bis 16:30 Uhr angemietet worden war. Verona Feldbusch kündigte Said El Amir als " Super-Bauchtänzer und Weihnachtsgeschenk für die NoAngels" an und rief laut seinen wohlklingenden Namen aus: "Komm rein SAYOUD!" Die NoAngels sprangen Verona zur Hilfe und riefen laut das verbesserte "SAID, SAID!" Ein kurzes Intro und auf sage und schreibe 50x50cm, die natürlich nass waren (Hamam), tanzte Said El Amir ein 2,25 Minuten langes Trommelsolo, von dem dann letztlich 15 Sec genommen wurden. So ist das, wenn man sich den Wolf tanzen will und es wird dank professioneller Medienpräsenz eine MISSION IMPOSSIBLE.
Helena Lehmann

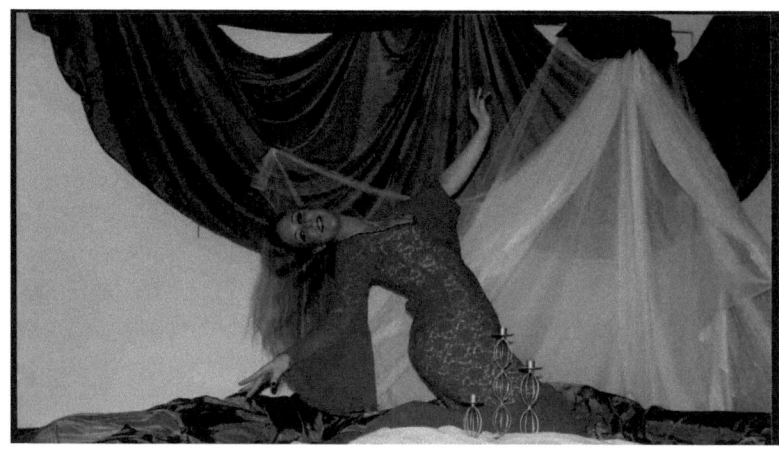

Ammena

Müssen wir das Tanzen (wieder) lernen?

Seit meiner Kindheit fasziniert mich der Tanz. Ob es sich um Ballet, Flamenco, Standard / Lateinamerikanisch oder schließlich den Orientalischen Tanz handelt.
Mir ist aufgefallen, dass wir hier in westlichen Ländern, vor allem in Deutschland, dem Tanz in Tanzschulen näher kommen möchten.

Tanz ist für mich das Ausleben von Lebensfreude, Gefühlen und Gemeinschaft. Vor allem jedoch ist er Teil der Kultur, der kulturellen oder familiären Feste, wo er eine kommunikative Wirkung unter den Menschen hat. Wir brauchen beispielsweise nur an Brasilien, Afrika, Spanien, die Türkei denken... Sofort haben wir dazu Bilder im Kopf.
Wo aber gibt es den ausgelassenen, spontanen und

ungezwungenen Tanz noch in unserer westlichen Kultur, z.B. in Deutschland? Haben wir die Tanzkultur in Deutschland verlernt? Mir scheint, es gilt inzwischen hierzulande als etwas Außergewöhnliches, eine Tänzerin für einer Feier zu engagieren.

Sicherlich ist es auch in anderen Kulturen ein „Höhepunkt" des Festes, wenn die professionelle Tänzerin am Abend auftritt. Meist ist dieser Programmpunkt jedoch eingebettet in das Fest, es gibt eine Verbindung zu den Menschen. Die Gäste tanzen und feiern selber mit.

Das Interesse am Tanz in Deutschland ist ungebrochen. Besonders der Orientalische Tanz ist bei den Deutschen Frauen inzwischen sehr beliebt. Auch der Ansturm auf Kurse im Orientalischen Tanz boomt.

In den Tanzkursen für Orientalischen Tanz werden in anspruchsvoller Kleinarbeit raffinierte Choreographien in den Tanzgruppen einstudiert. Es gibt inzwischen in Deutschland wunderschöne Bühneninszenierungen sowie Fachmessen für Orientalischen Tanz, wie z.B. die ‚Orienta' in Frankfurt und die ‚World of Orient' in Hannover, wo wir Frauen eine breite Auswahl an Workshops, Kostümen, Zubehör und Anregungen geboten bekommen.

Der Run auf die umfangreichen Workshop-Angebote und Tanzprojekte ist groß. Mir scheint es damit zu einem eigenen Sport geworden zu sein, wobei es passieren kann, dass das Eigentliche dabei in den Hintergrund gedrängt wird.

Ich möchte an dieser Stelle nicht, dass ein falscher Eindruck entsteht:

Ich persönlich als Tänzerin und Lehrerin für Orientalischen Tanz finde es überaus begrüßenswert, dass wir hier in Deutschland bereits eine so erfreuliche Auswahl an Fortbildungsmöglichkeiten und Shows haben.

Worauf ich jedoch gerne hinweisen möchte ist, darüber nicht das Wesentliche des Tanzes/ Tanzens zu vergessen!

Eine gute Ausbildung ist sehr wichtig und schafft eine Grundlage für die Entwicklung eines eigenen, persönlichen Stils. Dennoch habe ich im Unterricht die Erfahrung gemacht, dass es ein erheblicher Schritt vom Lernen zum Tanzen hin ist. Das Erlernte muss schließlich von jeder Frau persönlich mit Leben, eigenen Anteilen und Gefühlen gefüllt werden – ein aktiver Prozess, der ganz viel Bereitschaft zum „Fallenlassen" bedeutet.

Gerade dieser Schritt fällt uns deutschen Frauen anfänglich etwas schwer, schließlich ist der Orientalische Tanz nicht Teil unserer eigenen Kultur. Wir müssen ihm uns anfänglich erst einmal annähern, damit wir ihn dann zu einem Teil unserer selbst machen können.

Und genau das ist mein Wunsch für uns Frauen: dass wir lernen loszulassen, zu entspannen, uns zu fühlen – den Schritt auf sich und andere zu zumachen - so zu sein, wie ,frau' ist,...miteinander. Mit der Musik eins zu werden!

Ammena

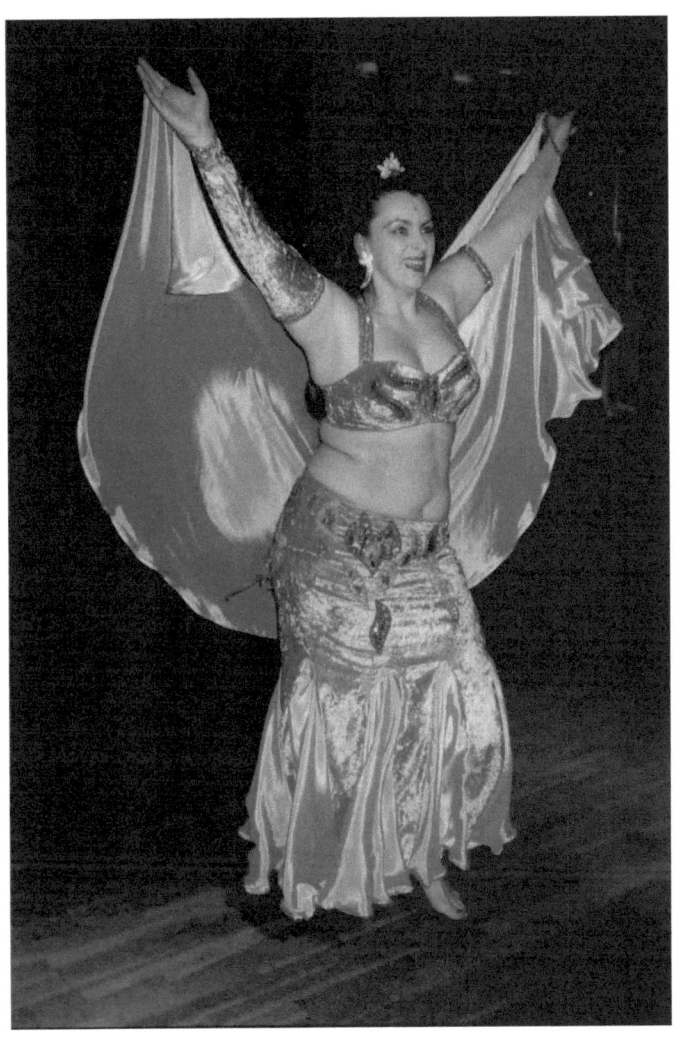

Aleil Bahia

Nur so ein Gefühl! – aber, was für eines!!!

Technik ist eine Sache, Bauchtanz ist mehr!
Das kommt mir immer wieder in den Sinn, wenn vor mir eine
hoch motivierte, fleißige Schülerin gerade zu zweifeln beginnt:
„Ich kann das nicht – das lerne ich nie". Dieses Gefühl kenne
ich und dazu kommt die Erfahrung: Ja, das hat sich für mich
auch schwierig angefühlt und heute mache ich es im Schlaf-
dafür fällt mir etwas anderes jetzt schwer... Ständiges Lernen
und Ausprobieren hört nie auf. Immer wieder neue Ideen für
Kombinationen durchfluten den Kopf einer Choreographin –
wenn ich es dann auch so leicht tanzen könnte, wie es eben in
Gedanken geträumt aussah...
Und ich kann dann ruhig und bestärkend antworten: „Ja, es ist
nicht leicht. Eine neue Bewegung muss der Kopf und der
Körper erst mal abspeichern, bis das Gefühl mittanzen kann.
Und das ist eben die Kunst! Jetzt musst du dich so sehr
anstrengen, aber, wenn du die Bewegung dann endlich fühlen
kannst, wenn sie leicht und fließend wird, dann kommt Spaß
und Freude am Tanz dazu. Und dann kannst du stolz auf dich
sein."

Ich denke, diese Balance zu finden, zwischen Konzentration,
Koordination und Körpergefühl, dazu noch auf einen
Rhythmus zu achten, das ist eine enorme Leistung. Wenn das
so einfach, mal eben zu lernen wäre, wären einige Dozentinnen
arbeitslos und die gesamte Kür vermutlich nicht mehr so
reizvoll. Der orientalische Tanz ist reich an Reiz und
Herausforderung! – es kommt darauf an, was ihr daraus macht.

Und abschließen möchte ich mit einem geträumten Gefühl:
„Es tanzt mich eine Balance von innerer Ruhe und körperlicher
Energie über den Teppich dieser Melodie hinweg und sehe ich
an mir herunter, unter meinen Füßen – nichts! Ja! – was

dachtest Du? Ja, was eigentlich? – da war nur so ein Gefühl! Genau, das ist es: ein Gefühl tanzt Dich und strahlt die Energie für jedermann sichtbar: elfengleich! – guck, wie leicht sie tanzt und träumt. Bleib, Du Traum. Du lässt mich sehen, wie Musik sich anfühlen kann..."
Aleil Bahia

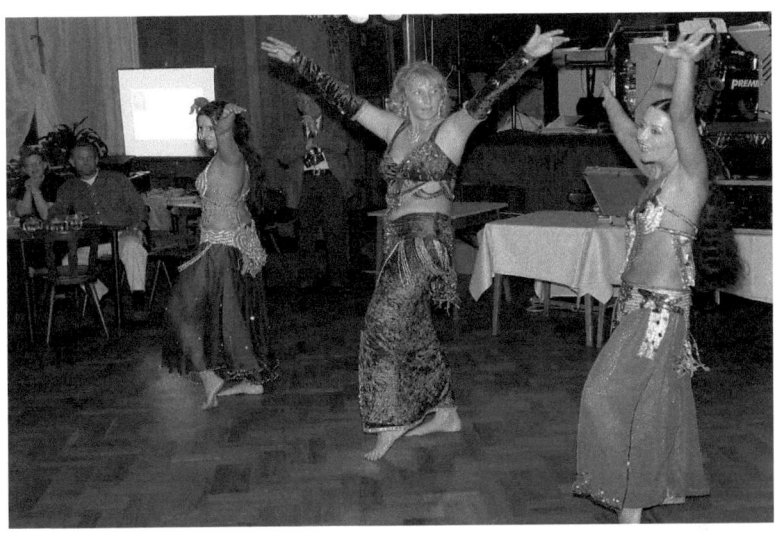

‚Eye of Ra' (Landesbergen) sind eine Tanzformation unter der Leitung von Fire (auf dem Bild rechts außen).

Orientalischer Tanz verbindet Menschen

Ich tanze seit meiner Kindheit und entdeckte den orientalischen Tanz vor über 4 Jahren.

Was bewegt eine Frau dazu, vor Publikum relativ leicht bekleidet diese Bewegungen zu vollführen, die für „nicht orientalisch – tanzende Menschen" so faszinierend wirken?

Ich genieße das Erstaunen in den Augen und sauge die Atmosphäre auf, die sich entwickelt, sobald das Publikum „im Banne" der Tänzerinnen steht. Seit wir zu dritt als „Eye of Ra" auftreten, entdeckte ich eine neue Möglichkeit, die der Orientalische Tanz bietet. Der Tanz kann verbinden und verschiedene Frauen zu einer Einheit zusammenfügen.

Wir haben es zu unserer Spezialität gemacht, die Individualität jeder einzelnen Künstlerin in einem Charakter zu fördern und gleichzeitig in Gruppentänzen die Einheit als Trio zu festigen.

Der Tanz im Trio bringt die Sicherheit einer Familien ähnlichen Gemeinschaft. Hier können wir uns fallen lassen und ein wenig konform gehen. Doch sobald die ersten Klänge des Solos zu hören sind, erwacht in der Tänzerin ihre ganz eigene Persönlichkeit. Sie schenkt den Zuschauern einen intimen Einblick in ihre Seele und gibt die Lebensenergie an die weiter, die dafür offen sind. Diese positive Resonanz zu spüren und unter Gleichgesinnten zu sein ist für mich heute das größte Glück.

Für dieses und die kommenden Jahre wünsche ich mir mehr Gemeinschaft und Toleranz in der Orientalischen Tanz-Szene. Wir sind doch alle durch die Liebe zum Orientalischen Tanz verbunden. Das sollte uns einander näher bringen und nicht zu Konkurrenten machen!

Bianca Fleischer (Tänzerin „Element Feuer" in der Formation ,Eye of Ra')

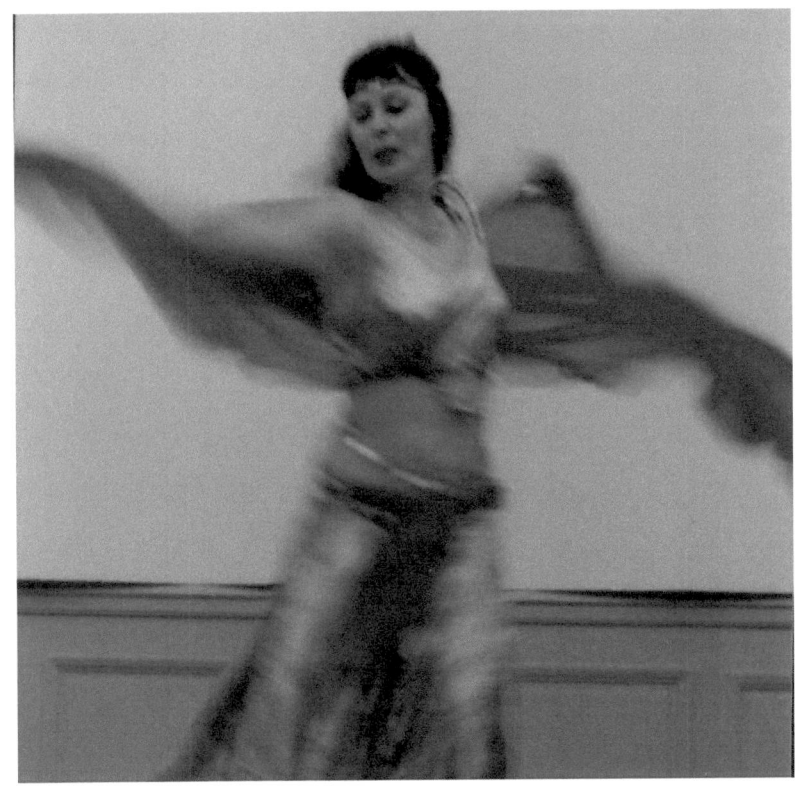

Shakti Morgane (Foto: Daniela Incoronato)

Ich tanze, um fit zu bleiben

Viele Hobby-Bauchtänzerinnen schätzen den Wert, den Bauchtanz nicht nur für die körperliche, sondern auch für die seelische Gesundheit von Frauen hat. Dieser Wert liegt in seiner psychologisch-spirituellen Dimension, die sich einem dann offenbart, wenn man ihn - wie beim Vodoo - als Meditation praktiziert. Sich reinsteigern in Rhythmus und Bewegung und sich von der Musik erfassen lassen, ist hierbei die Devise.

Da Bauchtanz eine uralte Methode ist, um Körper und Geist zu vereinen und wieder bei sich selbst anzukommen, kann man, besonders nach stressigen Tagen, perfekt abschalten, wenn man sich seine Lieblingsmusik in den CD-Player einlegt und sich einfach zu den Rhythmen mit Bauchtanz bewegt. Aber das kann ich doch mit jeder Musik und jedem Tanz, werden Sie jetzt vielleicht sagen. Doch Bauchtanz wirkt gezielt auf die 'drei Engen' (Reich) des Körpers ein und löst dort gezielt Blockierung der Energie auf. Das kann man nicht von jedem beliebigen Tanzstil behaupten.

Die Art der isolierten Bewegungen besteht im schütteln, schieben, kreisen, kippen, heben, senken, zittern von Körperteilen, wobei der restliche Körper in Ruhestellung verbleibt. Auf diese Weise interagiert jeder Körperteil isoliert mit der Schwerkraft. Das muss durch regelmäßiges Training erst einmal eingeübt werden.

Die 'drei Engen', die Reich beschreibt, befinden sich im Beckenboden, dem Zwerchfell- und dem Halsbereich. Das sind Stellen, an denen Ringmuskeln funktionieren. An diesen Ringmuskeln machen sich zuallererst Verkrampfungen bemerkbar, die durch verdrängte Emotionen entstehen. Im Laufe der Zeit bilden sich Körperverformungen aus.

Der Körper agiert und fließt immer mit der Schwerkraft. Wenn bestimmte Körperstellen festgehalten werden, weil sich dort

Blockierungen ergeben haben, bildet der Mensch in Bezug zur Schwerkraft ein kompensiertes Gleichgewicht aus. Eine verformte Körperhaltung entsteht.

So etwas lässt sich leicht bei älteren Menschen beobachten. Sie gehen z.B. vornüber gebeugt. Das muss durchaus nicht sein. Das ist kein unabwendbares Schicksal. Man muss lediglich regelmäßig Blockierungen des Energieflusses der Ringmuskeln verhindern. Das macht man durch Bauchtanzbewegungen und Meditation. Dadurch wird man körper- und gefühlsbewusst. Das ist es was Blockierungen verhindert.

Grundlegende Bauchtanzbewegungen
* für den **Beckenboden** sind:

Schritte, Drehungen
Hüftschieben
Beckenkippen,
Bauchkreisen,
Beckenwelle
Hüft-Drop,
Hüftschwung
Bauchschwapp, -kipp
Bauch-Twist,
Hüft-Pendel
Shimmy (Bauch-Zittern)
Hüftachten, -schleifen

* für das **Zwerchfell** sind:

Brustkorb-Schieben
Brustkorb-Kreisen
Brustkorb-Heben/Senken
Brustkorb-Achten
Brustkorb-Welle vertikal

* für den **Halsbereich** sind:

Arm u. Handbewegungen
Kopfhalbkreise, -schieben
Schulterkreise
Schlangenarme
Schulterpendel, -shimmy (zittern)

Der Rücken bzw. die **Wirbelsäule** kommt auch nicht zu kurz.
Grundlegende Bauchtanzübungen
  • für die Wirbelsäule sind:
Kamel
Körperwelle
Drehungen
Der Beckenboden-, Zwerchfell- und Halsbereich korrespondiert auf seelischer Ebene mit den feinstofflichen Energiezentren, die im Yoga 'Chakra' genannt werden. So entspricht dem Beckenboden das Wurzel- und Sakralchakra, dem Zwerchfell das Solar- und Herzchakra, dem Hals das Kehl- und Stirnchakra und der Wirbelsäule das Kronenchakra.
Durch die Wirbelsäule steigt nach verbreiteter Ansicht der Yogis die im Wurzelchakra ruhende Kundalini hoch zum Kronenchakra und führt auf diese Weise zur Erleuchtung (Ekstase).
Wir stimulieren durch die regelmäßig praktizierten Bauchtanzbewegungen automatisch im feinstofflichen Körper die entsprechenden Chakren. Daher können auch durch Bauchtanz Ekstaseerlebnisse eintreten.
In jedem Fall wird aber jegliche körperlich-seelische Blockierung bei regelmäßiger Übung wieder aufgelöst und die gefürchteten Köperverformungen und -steifheiten des Alters bleiben aus.
Bauchtanz ist, wenn man so will, Yoga in Bewegung. Durch die permanente Bewegung in den entsprechenden Köpterteilen zum Rhythmus der Musik wird der Körper entspannt und der Geist befreit. Regelmäßig ausgeführt ergibt sich nachhaltig

körperliches Wohlbefinden. Natürlich muss man auch bereit sein, sich auf sich selbst einzulassen, um von Blockierungen frei zu werden. Sobald emotionale Blockierungen frei werden wollen, das äußert sich in Beklemmungen, müssen sie wahrgenommen werden, um sich aufzulösen. Alles Schwere muss erst gesehen werden, um sich in Leichtigkeit und Entspannung zu verwandeln. Danach gehen Bauchtanz-bewegungen, die erst schwierig waren, plötzlich wie von selbst und Freude stellt sich ein.

Bauchtanz für die meditativ-magische Praxis:

Vom Vodoo weiß ich, dass auf die Elemente bezogen, z.B. die Geister der Luft bei *Problemen mit dem Glück, der Zufriedenheit, dem eigenen Geisteszustand* helfen. Tanze in diesem Fall hauptsächlich mit dem Brustkorb und Oberkörper wie z.B. Schulter-Shimmy, Bewegungen der Schultern und Arme, Hände, Brustkorbkreisen, -schieben, -heben und -senken, Kamel. (6. u. 7. Chakra)

Bei *Gesundheitsproblemen* (z.B. seelischen Konflikten bei persönlichen Ungleichgewichten, sog. Verstrickungen) tanze Schwung, Kippen, Pendel, Schieben von Becken und Hüfte (Spirit/Holzgeister, 2. Chakra)

Bei *Liebesproblemen* die Erdgeister anrufen mit Tänzen des Stampfens, des Schwappens wie z.B. Drop-Schritte, ¾ Shimmy-Schritte, Hagalla, Bauchschwapp. (1. Chakra).

Bei *Autoritätsproblemen* (Minderwertigkeitskomplex) für mehr Selbstwert und -vertrauen Kreise, Achten, Wellen tanzen (Wassergeister, 3. und 5. Chakra).

Bei *Problemen mit dem 'lieben Geld'* (mit der Existenz im weitesten Sinne) helfen die Feuergeister. Also müssten wir zum Ausgleich wirbeln, schütteln, drehen und zucken, zittern = Shimmy in allen Variationen und Drehungen. (4. Chakra)

Probiere zum Zweck der Bauchtanzmeditation einmal diese Musik von Hossam Ramzy:

Titel: 'Through the Ankh' – Luftgeister; 'Secrets of the Eye' –

Holzgeister; 'The Beauty of Your Eyes' – Erdgeister; 'Love is not Forbidden' – Wassergeister; 'Never Mind' – Feuergeister
CD: Eternal Egypt (Phil Thornton, Hossam Ramzy) und CD: Secrets of the Eye (Hossam Ramzy)
Shakti Morgane

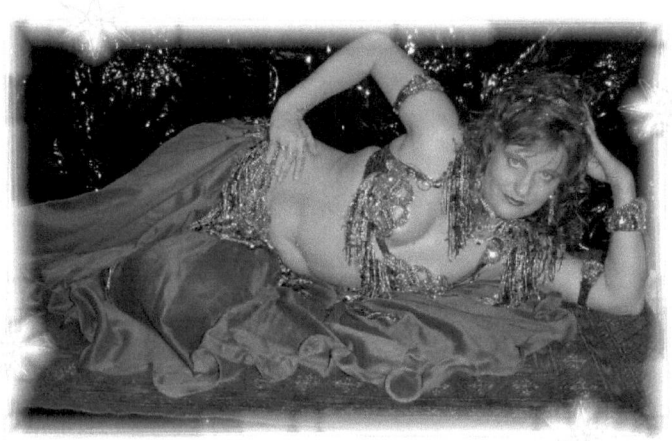

Scheherazade

1001 Grüße von Scheherazade

„Meine erste Bauchtanzlehrerin sagte mir vor 14 Jahren: Du wirst es nie lernen. Sie hat sich aber schwer getäuscht: Mittlerweile hatte ich Auftritte in Ägypten, Marokko, Jordanien und Israel und natürlich in Deutschland. – Auf meiner Homepage im Internet ist eins von vielen Bildern, das mich verschleiert darstellt. Darauf wurde ein amerikanischer Musikproduzent aufmerksam. Er hat mein Foto als CD-Cover erworben. Die CD heißt: „Scheherazade" von Rimsky-

Korsakov, gespielt von Jose Serebrier und dem London Philharmonic Orchestra. – Zu einem Auftritt in Ägypten fällt mir eine Episode ein: Ich tanzte am Abend in einem Beduinen-Zelt. Es herrschte eine tolle Stimmung. Im Laufe des Abends stellte sich heraus, dass ein bekannter ägyptischer Filmregisseur mit seinem Aufnahmeteam anwesend war. Das Filmteam war von meinem Auftritt so begeistert, dass sie mich für den nächsten Tag zu Filmaufnahmen eingeladen haben. ... Auszüge aus dem Video wurden vom ägyptischen Fernsehen als Werbespot gesendet. – Der Orientalische Tanz gibt mir viel Lebensfreude und innere Kraft. Er hat mich richtig in den Bann gezogen. Die Orientalischen Klänge ziehen mich magisch an. 1001 Grüße.“
Scheherazade

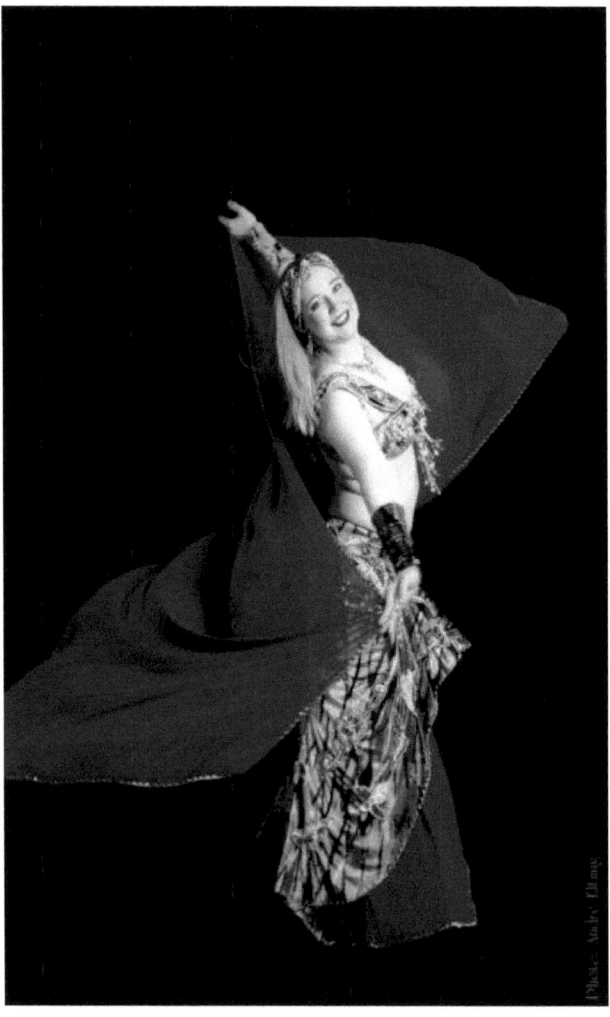

Susanna (Foto: Andre Elbing)

Kairo ist immer eine Reise wert

Tanzfestivals sind grundsätzlich Erlebnisse besonderer Art, ob nun kleiner gehalten oder im großen Stil wie z. B die Orienta in Frankfurt.

Die „große Familie" der orientalischen Tänzerinnen (teilweise mit gestresstem Anhang) trifft sich, tauscht sich aus, freut sich darüber, mal wieder einen gemeinsamen Termin gefunden zu haben, genießt das bunte Spektakel und lässt sich treiben.

Doch wenn die unterschiedlichsten Nationen aus aller Welt aufeinandertreffen, um sich dem einen Hobby zu widmen, geht es richtig rund.

Ich habe die Gelegenheit wahrgenommen, um 2001 und 2002 am internationalen Tanzfestival „Ahlan Wa Sahlan" in Kairo teilzunehmen.

Die Möglichkeit die „ganz Großen" wie z.B. Suheir Zaki zu treffen und am Unterricht von Dozenten teilzunehmen, die nicht so oft oder gar nicht mehr nach Deutschland kommen, reizte mich sehr.

Schon die Begrüßung bei der Opening Gala durch Raqia Hassan war gigantisch. Die beim Festival vertretenen Länder wurden aufgerufen und die Teilnehmerinnen machten durch lauten Jubel auf sich aufmerksam.

Aus Brasilien, Japan, Australien, Finnland, USA, Deutschland, Russland, Italien und noch aus vielen anderen Ländern mehr kamen die Tanzwütigen. Es ist echt Wahnsinn, wie ein Hobby verbinden kann.

Die Besonderheiten eines jeden Landes fließen in den Tanzstil der jeweiligen Tänzerin mit ein. Man hat unendliche Möglichkeiten, sich auszutauschen, voneinander zu lernen und Freundschaften zu schließen, die dank Internet auch aufrecht erhalten werden können.

Und sollte man beim Einkauf einmal an seine Englischgrenzen (oder die des Verkäufers) gelangen, ist immer jemand zur

Stelle, der hilfreich übersetzen kann. Das mag manchmal den Charakter von „stille Post" gehabt haben, doch jeder ist mit viel Spaß zum erklärten Ziel gekommen.

Überhaupt macht diese Millionenmetropole am Nil, die natürlich auch viele Sehenswürdigkeiten zu bieten hat, süchtig.

Man sollte davon ausgehen, dass eine (im Vergleich zur Einwohnerzahl) Hand voll Tänzerinnen in dem bunten Wirrwarr nicht so auffallen würde, doch irgendwie weiß jeder Einheimische Bescheid.

In Kairo gehen die Uhren zwar wesentlich langsamer, doch jeder redet mit jedem und so wird man dann von Taxifahrern zwischen Basar und Hotel in Gespräche verwickelt, die meist mit dem Wort „Bellydancer?" anfangen.

Es bleibt nichts verborgen.

Jeder, der die Möglichkeit hat an diesem oder einem ähnlichen internationalen Tanzfestival teilzunehmen, sollte sie nutzen.

Klar, man wird mit Eindrücken, Gerüchen und Farben zugeschüttet, doch es ist wunderschön.

Mit etwas Gelassenheit gewöhnt man sich an die Mentalität und wenn man sich das Beste herausnimmt, ist man immer der Gewinner.

Ich kam mir auf beiden Reisen vor, wie in einer schillernden, bunten Seifenblase und es dauerte eine Weile, bis ich mich hier in Deutschland wieder eingewöhnt hatte (besonders, was die Pünktlichkeit angeht).

Die Sucht ist unstillbar.

Auch in diesem Jahr heißt es für mich wieder „Ahlan wa Sahlan!"

Kairo ist immer eine Reise wert.

Susanna

Danksagung

Gedankt wird hiermit allen TänzerInnen, die an dem Bauchtanz-Kalenderprojekt mitgewirkt haben, als da sind (alpha-
betisch):

Aleil Bahia – (Braunschweig), Mitglied im Orienta Club, Frankfurt,
tanzt nebenberuflich auf Privat-, Betriebs-, Studiofesten und
ähnlichen Veranstaltungen. Ihre Ausbildung erhielt sie u.a. von
Nesrin Topkapi (Türkei), Sibel Nefa und Said el Amir. Inzwischen
unterrichtet sie selbst.
Alev – betreibt ein eigenes Tanzstudio, das Studio Saray. Das Studio
ist gleichzeitig Regionalbüro des Bundesverbandes für Orientalischen Tanz e.V. im Großraum Köln/Bonn.
http://www.sarayconnection.de
Alitza & Samra – (Wetter) sind ausgebildete Tanzpädagoginnen. Sie
treten mit eigenen Tanzproduktionen im Rahmen von Bühnenshows
und Tanztheater auf. Einige ihrer Produktionen sind: Zauberspiegel,
Das Spiel mit dem Schleier, Die Geschichte von dem verbotenen
Teich, Zauber aus 1001 Nacht; mit denen sie in verschieden Städten
Gastspiele absolvierten. Darüber hinaus unterrichten sie
Orientalischen Tanz für Fortgeschrittene bis Masterclass-Gruppen.
Web: www.alitza-samra.de
Ammena – (Herford) ist Tänzerin, Lehrerin und organisiert Shows.
Sie tanzt seit 1998, nach ihrer Tanzausbildung bei Negina und Leyla
Jouvana sowie bei Helene Eriksen, Manis und Sharazad,
hauptberuflich. Sie beherrscht souverän die Elemente des
Orientalischen Tanzes.
Ánatha – (Frankfurt am Main) betreibt ein eigenes Tanzstudio und
tritt im Rahmen großer Tanzshows sowie bei Hochzeiten,
Geburtstagen, zum Jubiläum oder zu Firmenfeiern, kurzum bei
festlichen Gelegenheiten aller Art auf und bietet eine Ausbildung zur
'Lehrerin des Orientalischen Tanzes' an. www.anatha.de
Bambi Sahab – (Heidelberg) tanzt zu festlichen Anlässen aller Art.
Sie betreibt ein eigenes Tanzstudio zusammen mit Doris Friedrich –
das Tarab. Web: www.tarab-online.de
Eye of Ra – ist eine Tanzformation dreier Tänzerinnen. Sie treten

hauptsächlich bei Betriebs-, Privat-, Studiofesten und bei Shows auf.Web: http://www.dances-of-fire.de/

Farida (Leipzig) - http://www.farida-bauchtanz.de/

Firuze (Berlin) – ist Tänzerin und gibt Bauchtanz-Unterricht.

Helene Eriksen - http://www.helene-eriksen.de

Mardshana - www.mardshana-samra.com/

Nesrin – (Simmerath) gehört zu den Pionierinnen des Orientalischen Tanzes in Deutschland. Sie tanzt zu allen festlichen Anlässen und betreibt ein eigenes Tanzstudio. www.nesrin-orient-tanz.de

Said el Amir – (München) ist Tänzer, Lehrer und Choreograph. Web: www.said-el-amir.de, www.jomdance.com/

Scheherazade (Augsburg) Web: www.Scheherazade.de

Shakti Morgane (Berlin) – ist Autorin, Bauchtanztrainerin und Meditationslehrerin. www.shaktimorgane.de

Carmen Stutzki (Berlin) - istTänzerin und Heilpraktikerin, Web: http://www.naturheilpraxis-berlin.de

Suheila – (Dormagen) unterrichtet Orientalischen Tanz im Aktiv-Sportpark. Sie ist Tänzerin und Sportlehrerin. www.suheila.de

Susanna – ist Mitglied im Bundesverband für Orientalischen Tanz e.V. und nebenberuflich Tänzerin und Lehrerin,

Zina (Neuss) - ist nebenberuflich Tänzerin und Lehrerin.

(Alle Angaben ohne Gewähr)

Januar (Winter)

1	Neujahr
2	
3	
4	
5	
6	
7	
8	
9	
10	
11	
12	
13	
14	
15	

Januar (Winter)

16	
17	
18	
19	
20	
21	
22	
23	
24	
25	
26	
27	
28	
29	
30	
31	

Februar (Winter)

1	
2	
3	
4	
5	
6	
7	
8	
9	
10	
11	
12	
13	
14	
15	

Februar (Winter)

16	
17	
18	
19	
20	
21	
22	
23	
24	
25	
26	
27	
28	
29	

März (Frühling)

1	
2	
3	
4	
5	
6	
7	
8	
9	
10	
11	
12	
13	
14	
15	

März (Frühling)

16	
17	
18	
19	
20	
21	
22	
23	
24	
25	
26	
27	
28	
29	
30	
31	

April (Frühling)

1	
2	
3	
4	
5	
6	
7	
8	
9	
10	
11	
12	
13	
14	
15	

April (Frühling)

16	
17	
18	
19	
20	
21	
22	
23	
24	
25	
26	
27	
28	
29	
30	

Mai (Frühling)

1	Maifeiertag
2	
3	
4	
5	
6	
7	
8	
9	
10	
11	
12	
13	
14	
15	

82

Mai (Frühling)

16	
17	
18	
19	
20	
21	
22	
23	
24	
25	
26	
27	
28	
29	
30	
31	

Juni (Sommer)

1	
2	
3	
4	
5	
6	
7	
8	
9	
10	
11	
12	
13	
14	
15	

Juni (Sommer)

16	
17	
18	
19	
20	
21	
22	
23	
24	
25	
26	
27	
28	
29	
30	

Juli (Sommer)

1	
2	
3	
4	
5	
6	
7	
8	
9	
10	
11	
12	
13	
14	
15	

Juli (Sommer)

16	
17	
18	
19	
20	
21	
22	
23	
24	
25	
26	
27	
28	
29	
30	
31	

August (Sommer)

1	
2	
3	
4	
5	
6	
7	
8	
9	
10	
11	
12	
13	
14	
15	

August (Sommer)

16	
17	
18	
19	
20	
21	
22	
23	
24	
25	
26	
27	
28	
29	
30	
31	

September (Herbst)

1	
2	
3	
4	
5	
6	
7	
8	
9	
10	
11	
12	
13	
14	
15	

September (Herbst)

16	
17	
18	
19	
20	
21	
22	
23	
24	
25	
26	
27	
28	
29	
30	

Oktober (Herbst)

1	
2	
3	Tag der deutschen Einheit
4	
5	
6	
7	
8	
9	
10	
11	
12	
13	
14	
15	

Oktober (Herbst)

16	
17	
18	
19	
20	
21	
22	
23	
24	
25	
26	
27	
28	
29	
30	
31	

November (Herbst)

1	
2	
3	
4	
5	
6	
7	
8	
9	
10	
11	
12	
13	
14	
15	

November (Herbst)

16	
17	
18	
19	
20	
21	
22	
23	
24	
25	
26	
27	
28	
29	
30	

Dezember (Winter)

1	
2	
3	
4	
5	
6	
7	
8	
9	
10	
11	
12	
13	
14	
15	

Dezember (Winter)

16	
17	
18	
19	
20	
21	
22	
23	
24	Heiligabend
25	1. Weihnachtsfeiertag
26	2. Weihnachtsfeiertag
27	
28	
29	
30	
31	Silvester